U0245676

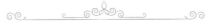

眼表疾病临床系列

总主编 孙旭光

　　"眼表疾病临床系列"是一套由我国著名眼表疾病专家编写、人民卫生出版社出版、面向基层眼科医生的实用性系列专著。系列秉承临床实用的宗旨，具有图文并茂、易懂好学、装帧"复古"的特点，对各类眼表疾病的基础知识（发病机制、流行病学、实验室检查等）和临床应用（症状、体征、诊断、治疗、典型病例等）进行具体阐释。其中单病种系列是国内首次以眼科亚专业学科作为系列方向推出的丛书，突出"专而精"的风格，一本小书写透一种眼表常见病，读者可从中借鉴作者之经验用于临床；图解及眼科检查系列以文字简明扼要、图片（视频）丰富精美为特色，用图解析，易于理解与掌握。

　　"眼表疾病临床系列"适合各级医疗机构的眼科医生、眼科研究生，尤其能为基层医生、年轻医生提供规范化指导。

单病种系列

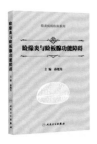

《睑缘炎与睑板腺功能障碍》
ISBN 978-7-117-21599-2
主编　孙旭光
定价　80.00 元
出版时间　2015-03

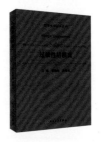

《过敏性结膜炎》
ISBN 978-7-117-25454-0
主编　晏晓明　孙旭光
定价　99.00 元
出版时间　2018-02

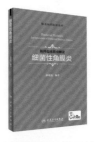

《眼科临床指南解读　细菌性角膜炎》
ISBN 978-7-117-24578-4
主编　孙旭光
定价　88.00 元
出版时间　2017-07

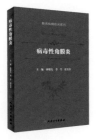

《病毒性角膜炎》
ISBN 978-7-117-24578-4
主编　孙旭光　李莹　张美芬
定价　108.00 元
出版时间　2020-06

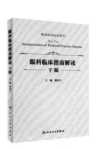

《眼科临床指南解读　干眼》
ISBN 978-7-117-32556-1
主编　梁庆丰
定价　78.00 元
出版时间　2022-05

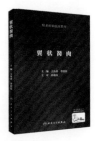

《翼状胬肉》
ISBN 978-7-117-32556-1
主编　王丛香　李绍伟
定价　99.00 元
出版时间　2020-11

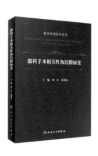

《眼科手术相关性角结膜病变》
ISBN 978-7-117-33120-3
主编　贾卉　孙旭光
定价　108.00 元
出版时间　2022-08

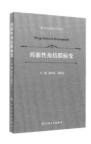

《药源性角结膜病变》
ISBN 978-7-117-33120-3
主编　赵少贞　孙旭光
定价　78.00 元
出版时间　2022-09

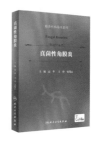

《真菌性角膜炎》
ISBN 978-7-117-34880-5
主编　高华
定价　118.00 元
出版时间　2023-06

图解及眼科检查

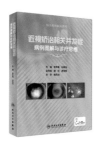

《近视矫治相关并发症病例图解
　与诊疗思维》
ISBN 978-7-117-26910-0
主编　张丰菊　孙旭光
定价　78.00 元
出版时间　2018-07

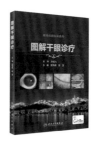

《图解干眼诊疗》
ISBN 978-7-117-30349-1
主编　晋秀明　徐雯
定价　128.00 元
出版时间　2020-10

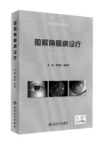

《图解角膜病诊疗》
ISBN 978-7-117-29785-1
主编　曾庆延　李绍伟
定价　238.00 元
出版时间　2020-05

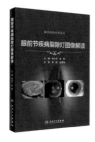

《眼前节疾病裂隙灯图像解读》
ISBN 978-7-117-33062-6
主编　梁庆丰　张阳
定价　152.00 元
出版时间　2022-07

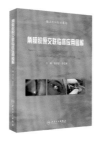

《角膜胶原交联临床应用图解》
ISBN 978-7-117-34656-6
主编　曾庆延　李绍伟
定价　198.00 元
出版时间　2023-04

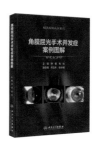

角膜屈光手术并发症案例图解
ISBN 978-7-117-35269-7
主编　李莹　高华
定价　158.00 元
出版时间　2023-11

眼表疾病临床系列

角膜屈光手术并发症案例图解

主　编　李莹　高华
副主编　邓应平　张丰菊
编　者（以姓氏笔画为序）

马　可	四川大学华西医院	来凌波	首都医科大学附属北京同仁医院
王　燊	北京茗视光眼科	吴　强	大同朝聚安康眼科医院
方学军	沈阳爱尔眼科医院	宋彦铮	首都医科大学附属北京同仁医院
邓应平	四川大学华西医院	张　晶	北京茗视光眼科
龙　琴	中国医学科学院北京协和医院	张丰菊	首都医科大学附属北京同仁医院
白　继	重庆白继眼科	陈　迪	中国医学科学院北京协和医院
吕晓彤	首都医科大学附属北京同仁医院	陈　敏	山东省眼科研究所
刘明娜	山东省眼科研究所	周跃华	北京茗视光眼科
米生健	西安交通大学第一附属医院	赵少贞	天津医科大学眼科医院
孙明甡	首都医科大学附属北京同仁医院	段宇辉	西安交通大学第一附属医院
阳　珊	中国医学科学院北京协和医院	姜　洋	中国医学科学院北京协和医院
李　玉	首都医科大学附属北京同仁医院	徐玉珊	首都医科大学附属北京同仁医院
李　莹	中国医学科学院北京协和医院	高　华	山东省眼科研究所
李德卫	山东省眼科研究所	彭予苏	山东省眼科研究所

人民卫生出版社
·北京·

图书在版编目（CIP）数据

角膜屈光手术并发症案例图解 / 李莹, 高华主编
. —北京：人民卫生出版社，2023.9
ISBN 978-7-117-35269-7

Ⅰ. ①角… Ⅱ. ①李… ②高… Ⅲ. ①屈光不正－角
膜－眼外科手术－并发症－病案－图解 Ⅳ.
①R779.65-64

中国国家版本馆 CIP 数据核字（2023）第 176101 号

人卫智网	www.ipmph.com	医学教育、学术、考试、健康，购书智慧智能综合服务平台
人卫官网	www.pmph.com	人卫官方资讯发布平台

角膜屈光手术并发症案例图解
Jiaomo Quguangshoushu Bingfazheng Anli Tujie

主　　编：李　莹　高　华
出版发行：人民卫生出版社（中继线 010-59780011）
地　　址：北京市朝阳区潘家园南里 19 号
邮　　编：100021
E - mail：pmph @ pmph.com
购书热线：010-59787592　010-59787584　010-65264830
印　　刷：北京盛通印刷股份有限公司
经　　销：新华书店
开　　本：787×1092　1/16　印张：11.5
字　　数：280 千字
版　　次：2023 年 9 月第 1 版
印　　次：2023 年 11 月第 1 次印刷
标准书号：ISBN 978-7-117-35269-7
定　　价：158.00 元

打击盗版举报电话：010-59787491　E-mail：WQ @ pmph.com
质量问题联系电话：010-59787234　E-mail：zhiliang @ pmph.com
数字融合服务电话：4001118166　E-mail：zengzhi @ pmph.com

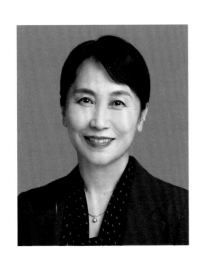

李 莹

中国医学科学院北京协和医院眼科角膜屈光组组长，屈光手术中心主任，主任医师；中国医学科学院北京协和医学院教授，博士研究生导师。中国医科大学学士，中国协和医科大学硕博连读博士，首都医科大学附属北京同仁医院眼科中心博士后，曾赴美国哈佛眼耳鼻喉医院（MEEI）短暂访问学习，主要从事角膜病和各类角膜屈光手术的临床与基础研究，完成各类手术十几万例。

长期负责中国近视激光手术医生上岗培训工作，在行业规范和重症并发症诊治和控制做出突出贡献。负责和参与多项国内、外科研项目，带领团队获得多项国家自然科学基金、北京市自然科学基金和国家科技重大专项。曾获卫生部科学技术进步奖，近十年五次获得北京协和医院医疗成果奖。2019 年，在法国巴黎举办的德国 ZEISS 全球 SMILE 学术大会获得中国 SMILE 手术质量贡献奖。2020 年，中国医学科学院北京协和医院眼科团队获全飞秒微笑中国行——支持最多抗疫英雄手术医院公益贡献奖。主译《角膜：理论基础与临床实践》，该书于 2007 年获得全国优秀科技翻译图书奖。2015 年荣获我国眼科十五年学术影响力排名专家榜，并列六强。多次被评为中国医学科学院北京协和医学院优秀教师。任《中华眼科杂志》等多个杂志编委，参编书籍十几部，发表文章百余篇，担任国家自然科学基金评审专家。

现任中华医学会眼科分会角膜病学组副组长，中国医师协会眼科医师分会角膜病专业委员会副主任委员，中华医学会眼科专家会员，中华医学会微循环眼科分会副主委，中华医学会微循环眼科分会屈光学组主任委员，亚洲干眼学会、角膜病学会委员，中国女医师协会眼科专委会委员，北京医师协会眼科专科医师分会专家会员，北京医师协会眼科专科医师分会角膜病委员会、视光委员会副主任委员等，中国民族卫生协会眼学科分会常委等，国际屈光手术协会（ISRS）会员。

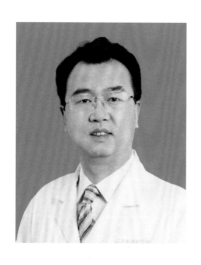

高 华

博士，主任医师，二级教授，博士研究生导师，泰山学者青年专家。中华医学会眼科学分会角膜病学组委员兼秘书，中国民族卫生协会眼学科分会秘书长、常委，眼科文史学组组长。现任山东第一医科大学附属眼科研究所（山东省眼科研究所）所长、山东第一医科大学眼科学院党委书记、山东第一医科大学附属眼科医院（山东省眼科医院）副院长、山东眼科博物馆馆长。

科研方面：作为首位申请者主持国家自然科学基金5项，发表学术论文100余篇，其中SCI论文50余篇，代表作发表在 *Cell Research*、*Am J Transplant* 和 *NPG Asia Mater* 等杂志。获国家科技进步奖二等奖2项（第5、10位），获山东省科学技术进步（发明）奖一等奖3项（第2、3、4位）。2018年获中华眼科学会奖和"中国优秀眼科医师"称号。

临床方面：主要从事角膜、眼表疾病诊治和屈光手术治疗。每年完成各类手术1 000余例。在各类角膜和眼表手术，如飞秒激光辅助的角膜移植、暴露后弹力层的深板层角膜移植、近视屈光手术治疗等方面具有丰富的经验。

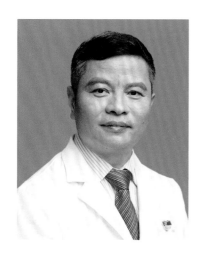

邓应平

　　四川大学华西医院眼科教授、主任医师、医学博士、研究生导师。1984 年毕业于四川医学院，1992 年获得华西医科大学眼科学博士，先后在美国休斯敦大学、新英格兰视光学院和香港理工大学进修学习，担任中华医学会眼科学分会常务委员、中华医学会眼科学分会角膜病学组委员、中国医师协会眼科医师分会常委、中国老年医学会眼科分会副主任委员、中国医师协会眼科医师分会干眼学组副组长、四川省医师协会眼科医师分会前任会长、四川省医学会眼科学专委会眼表角膜屈光学组组长。先后承担国家级、部省级和院校级各类纵向和横向科研项目二十余项，获得国家科研成果奖三等奖一项，省部级科技进步奖三项。担任《中华眼科杂志》《中华实验眼科杂志》《眼科新进展》《国际眼科杂志》《华西医学》和《四川医学》杂志的编委。参与国内角膜眼表和屈光手术相关的十余个专家共识的讨论和发布，发表论文 140 多篇。主编县级医师继续医学教育培训系列教材《眼耳鼻喉分册》，副主编《中西医临床眼科学》，参与编写《屈光手术学》《视光学原理》等教材编写，以及《角膜病》《干眼》等书籍的翻译工作。主要从事眼表、角膜和屈光手术的基础和临床工作。擅长复杂眼表和角膜疾病的诊断和治疗，在屈光手术安全性防控方面有丰富的临床经验。

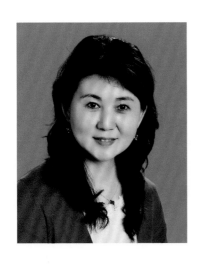

张丰菊

　　主任医师、教授、博士研究生导师、博士后合作导师，现任首都医科大学附属北京同仁医院眼科中心亦庄院区医学视光科主任。中国医科大学学士，中国医科大学附属第一医院硕博连读医学博士，国家教委资助公派赴瑞典卡罗林斯卡医学院附属眼科医院（Karolinska Institute St. Erik's Eye Hospital）博士后研究。主要从事近视防控机制研究及临床屈光不正矫治工作。近年来在国内青少年近视防控、激光角膜屈光手术个性化治疗的安全性质量控制继续教育、技能培训、知识普及和诊疗的合理、规范化实施专家共识及团体标准制定等方面做了大量的引领、推进工作。

　　1996年至今利用准分子激光 LASIK 及飞秒激光 FS-LASIK 个性化角膜屈光手术及 SMILE 全飞秒激光矫正近视、远视及散光，手术量突破万例，尤其擅长疑难病例的诊治，积累了丰富的临床经验。主持国家自然科学基金面上项目五项，国家"十一五""十二五"科技攻关课题合作项目，科技部"十二五"支撑合作项目及北京市教委重点项目、北京市自然科学基金各一项，在国内、外刊物发表学术文章百余篇。主编、主译多部著作，参与编写高等教育"十五"国家级规划教材《屈光手术学》《晶状体病学》、*Mastering the Techniques of IOL Calculations*、*Mastering Advanced Surface Ablation Techniques* 等国内、外学术专著多部。兼任《中华眼科杂志》、*Asia-Pacific Journal of Ophthalmology* 等多个期刊编委。多次获部、省、市级科研表彰及奖励，获市政府津贴、首都医科大学附属北京同仁医院眼科中心"优秀导师"。2013年获北京市卫生系统"215"高层次人才项目学科带头人，2017年获 APAO 亚太眼科学会成就奖。2019年度获国家教育部高等学校科学研究优秀成果奖科学技术进步奖一等奖，2021年度获北京医学科技奖二等奖，2021年度获"爱尔·中国眼视光年度贡献奖"等。

　　现任中华医学会眼科学分会眼视光学组副组长，中国医师协会眼科医师分会屈光手术专业委员会副主任委员，中国医师协会眼科医师分会眼视光学专业委员会副主任委员，中国老年医学学会眼科分会眼视光学组副主任委员，北京医学会眼科学会委员等。曾任2015—2018年亚太眼科学会屈光手术专业学组秘书。

序

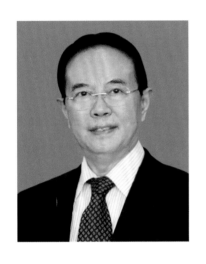

20世纪90年代初，我国国家医药管理局几乎和美国食品药品监督管理局同步批准临床应用准分子激光矫正近视和散光，当今，角膜屈光手术已成为矫正屈光不正的主流术式。

多年来，我国准分子激光矫正手术在眼科角膜和屈光专业医师的共同不懈努力下，取得了令世人瞩目的成绩。目前，我国每年完成角膜屈光手术超过200万例。在手术质量方面，从起步时的单纯近视矫正，逐步实现和探索视觉质量的日臻完善；从技术管理层面，对术者上岗有严格的培训，必须持证上岗，对手术操作和围手术期管理有严格的专业规范和专家共识，以达到科学和严格的质量控制；在学术层面，中华医学会眼科学分会和角膜病学组认真管理，坚持"手术是在正常角膜上完成"的理念，他们既是优秀的角膜病专家，同时也是视光学专家，充分保障我国角膜屈光手术始终在正确的学术指引下发展。

我国角膜屈光手术发展至此，我们在手术量和手术技术领先世界。但我们的原始创新占比非常低，我们在创新理论和检查设备上尚缺少独立知识产权的成就，我们当前不仅设备依靠进口，所使用的主要耗品也是依靠进口，我们要努力争取早日结束这种局面；我们在手术并发症的防治和治疗方面积累了丰富的经验，但缺乏突破性进展，诸如早期圆锥角膜的判断、继发性圆锥角膜的预判、与遗传学相关的角膜营养不良的精准治疗、角膜切口和瘢痕导致的散光矫治效果很差等。因此，李莹等教授组织我国在角膜屈光手术领域经验丰富的专家编写的《角膜屈光手术并发症案例图解》一书，图文并茂诠释了角膜屈光手术的并发症和处理原则，这对手术质量的保障将起到重要的推动作用，我作为角膜屈光手术的参与者，高兴之时，作序为志。

谢立信

中国工程院院士
山东第一医科大学终身教授
山东第一医科大学附属青岛眼科医院院长
2023年8月

前　言

自从 1993 年 3 月我国首先开展准分子激光矫治屈光不正至今已经有 30 年，激光角膜屈光手术已逐渐成为屈光不正患者视力矫正的主要方式。多年来，无论是手术种类、手术操作精准度、手术安全性都有大幅度变化，向着越来越有效、安全、稳定与个性化的方向发展，因此越来越多的人接受手术。尤其近年来近视发生率逐年提高，很多人为了工作、入伍、升学等职业需求或者为了生活与运动方便，以及美容需求等来做手术。

角膜处在人眼球的最前端，具有透明、坚韧、折光的生物学特性，在正常角膜上做激光手术，要求具有更高的精准度和安全性。角膜屈光手术，无论是表层类手术，如准分子激光角膜切削术（photorefractive keratectomy, PRK）、准分子激光上皮下角膜磨镶术（laser assisted subepithelial keratomileusis, LASEK）、表层经上皮准分子激光角膜切削术（trans-epithelium photorefractive keratectomy, TPRK），还是基质类手术，如准分子激光原位角膜磨镶术（laser in situ keratomileusis，LASIK）、飞秒激光辅助制瓣准分子激光原位角膜磨镶术（femtosecond laser assisted laser in-situ keratomileusis, FS-LASIK）、飞秒激光小切口角膜基质透镜取出术（femtosecond laser small incision lenticule extraction，SMILE），医生可以根据患者情况量身定制，术后都可以获得良好的视觉效果，97% 以上的患者可以达到预期的最佳矫正视力，30%的患者可以超过预期最佳矫正视力。

任何手术都不可避免术后并发症的发生，角膜屈光手术也是如此，尽管其术后并发症发生概率较低，一旦发生会影响患者视力矫正和视觉质量，如果不及时诊断处理，个别并发症的后果严重。再者，由于表层和基质两大类手术在手术操作、解剖学原理、组织恢复等方面有较大不同，因此术后发生在不同时间段的术后反应和并发症的情况也各不相同。为了临床医生能够及时准确地诊治术后并发症，我们收集了一系列临床术后并发症病例，主要包括表层类的角膜上皮延迟愈合、角膜上皮下雾状混浊（haze）、欠矫或过矫、感染和角膜扩张，以及基质类的黑斑或不透明气泡层、角膜瓣皱褶及瓣移位、角膜上皮植入、偏中心、弥漫性板层角膜炎、切口边缘撕裂、透镜残留等，希望借此提醒临床医生在关注手术效果的同时，更要关注并发症的诊断、治疗和预防，进一步提高处理并发症的能力。

近三十年来，我们不仅拥有了良好的设备、精湛的手术技能，更重要的是还建立了严格的手术质量控制以及并发症处理的措施。因为手术的质量控制对手术的成功、降低并发症的发生率至关重要，所以严格的手术适应证把控、个性化的手术选择、科学的围手术期用药方案，有助于手术质量的提高，从而保证整体手术的长久安全。

　　本书编者主要来自中国医学科学院北京协和医院、山东第一医科大学附属眼科医院（山东省眼科研究所）、首都医科大学附属北京同仁医院、天津医科大学眼科医院、四川大学华西医院、北京茗视光眼科、沈阳爱尔眼科医院、重庆白继眼科、西安交通大学第一附属医院和大同朝聚安康眼科医院。各位参编专家在忙碌的医教研工作中，精心收集汇总病例资料，为本书的出版付出了辛勤的劳动。本书以丰富的病例图片及图解为基础，图文并茂，使读者能够更直观地了解病例中所展现的术后并发症的诊断、治疗及转归详情。

　　在本书出版之际，再次对所有的编者表示衷心的感谢！特别感谢谢立信院士多年来对角膜屈光手术安全与有效性的悉心指导，并为本书撰写序言！非常感谢孙旭光教授多年来在角膜感染等重症屈光手术并发症诊治方面给予的无私指导和帮助！感谢北京协和医院姜洋、阳珊两医生对本书资料、照片的整理！真诚地感谢所有参与诊治的医务人员，以及配合治疗的患者！对于本书中可能存在的不足之处，敬请同行多加指正。

李　莹

2023 年 8 月于北京

中英文名词对照

2 型颗粒状角膜营养不良	granular corneal dystrophy type Ⅱ，GCD2
LASIK 术后角膜扩张	post-LASIK keratectasia，PLK
飞秒激光小切口角膜基质透镜取出术	femtosecond laser small incision lenticule extraction，SMILE
飞秒激光辅助制瓣准分子激光原位角膜磨镶术	femtosecond laser assisted-laser in-situ keratomileusis，FS-LASIK
不透明气泡层	opaque bubble layer，OBL
边缘性角膜炎	marginal keratitis
光敏综合征	transient light sensitivity syndrome，TLSS
角膜上皮植入	epithelium ingrowth，EI
角膜瓣丢失	flap loss
角膜瓣位置异常	abnormal position of corneal flap
角膜瓣皱褶	flap striae
角膜瓣移位	flap displacement
层间积液综合征	interface fluid syndrome，IFS
表层经上皮准分子激光角膜切削术	trans-epithelium photorefractive keratectomy，TPRK
非接触式泪膜破裂时间	noninvasive breakup time，NIBUT
国际角膜营养不良分类委员会	International Committee for Classification of Corneal Dystrophies，IC3D
屈光回退	regression
弥漫性层间角膜炎	diffuse lamellar keratitis，DLK
荧光素钠染色泪膜破裂时间	fluorescein breakup time，FBUT
真菌性角膜炎	fungal keratitis
准分子激光上皮下角膜磨镶术	laser assisted subepithelial keratomileusis，LASEK
准分子激光角膜切削术	photorefractive keratectomy，PRK
准分子激光治疗性角膜切削术	phototherapeutic keratectomy，PTK
准分子激光原位角膜磨镶术	laser in situ keratomileusis，LASIK
眼表疾病指数量表	ocular surface disease index，OSDI
麻醉监测管理	monitored anesthesia care，MAC
雾状混浊	haze
撒哈拉沙漠综合征	Sahara syndrome

目　录

第一章 概 论

角膜屈光手术（corneal refractive surgery）是针对成人屈光不正的激光矫正手段，也是目前主要的屈光手术方式，目的是通过激光手术使患者获得良好的屈光矫正和裸眼视力。临床分为表层类角膜屈光手术和板层类角膜屈光手术两大类。表层类角膜屈光手术主要包括表层经上皮准分子激光角膜切削术（trans-epithelium photorefractive keratectomy，TPRK，简称全激光）、准分子激光上皮下角膜磨镶术（laser assisted subepithelial keratomileusis，LASEK）、准分子激光角膜切削术（photorefractive keratectomy，PRK）、机械法准分子激光上皮瓣下角膜磨镶术（EPI-LASIK）。板层类角膜屈光手术包括飞秒激光小切口角膜基质透镜取出术（femtosecond laser small incision lenticule extraction，SMILE，简称全飞秒）、飞秒激光辅助制瓣准分子激光原位角膜磨镶术（femtosecond laser assisted laser in-situ keratomileusis，FS-LASIK，简称半飞秒）、准分子激光原位角膜磨镶术（laser in situ keratomileusis，LASIK）。两类手术在手术操作、组织恢复等方面有较大差异，主要并发症也不相同。

角膜屈光手术后并发症包括角膜并发症和视觉并发症。视觉并发症有早期的视物模糊、视觉质量差、夜间视力差、近距离阅读困难、重影等，多数患者症状随时间逐渐好转或者消失。角膜并发症处理不当往往可以影响患者视力，主要有：

（1）角膜上皮延迟愈合，是指表层类角膜屈光手术后角膜上皮超过 3 天未愈合。主要原因：干眼、睑板腺功能障碍、长期配戴角膜接触镜、自身免疫性结缔组织病、角膜上皮基底膜营养不良等。治疗以局部促进角膜上皮修复、抗生素、低浓度糖皮质激素、非甾体抗炎药等；湿房镜或绷带镜；严重大面积缺损还可以考虑局部上皮刮除、羊膜覆盖等。

（2）角膜上皮下雾状混浊（haze），是发生在角膜上皮下切削区的上皮和基质交界面下愈合反应和雾状混浊，是表层类屈光手术主要并发症。分为五级，级别越高越严重，早期治疗容易消退。主要原因：切削角膜深和创面愈合迟缓、激素用量不足、干眼和特异体质、眼外伤和紫外光照射、局部病原菌感染等。糖皮质激素预防和治疗有效，重者可以冲击治疗，但要注意随访眼压。

（3）角膜感染，是指角膜屈光术后各种病原菌导致的角膜表层、层间或全层感染。主要原因：眼周围不清洁；术前如干眼、长期配戴接触镜、过敏、睑缘炎，术后揉眼、异物进入、眼外伤等；居住卫生条件差，抵抗力低或发热、感冒、疲劳、经期等高危人群。治疗：要尽快明确病原菌诊断，积极局部抗生素、抗病毒、抗真菌药物治疗；严重者往往留下角膜混浊，需要角膜板层移植来提高视力。

（4）大片黑斑或不透明气泡层（OBL），在基质手术飞秒激光扫描时，角膜基质可出现与扫描区域颜色不同的暗区，也称黑斑，为激光无法扫描到的区域；也可出现气泡过度积聚，形成不透明气泡层（opaque bubble layer，OBL）。主要原因：泪膜不均、上皮面干燥或水肿、激光能量不稳定、眼部分泌物或结膜囊内异物附着等。处理较大面积黑斑区建议中断激光扫描，面积小的可能出现透镜分离一定要小心仔细，可以重新启动扫描程序再次激光扫描。

（5）角膜上皮植入（epithelium ingrowth，EI），是指瓣下层间或者囊袋内植入或遗留有异常上皮存在、增生、混浊，影响视力。主要原因：外伤、术中上皮缺损等。治疗：轻症者局部使用糖皮质激素有效，进展可以通过掀瓣刮除上皮和／或准分子激光治疗性角膜切削术（phototherapeutic keratectomy，PTK）。

（6）弥漫性板层角膜炎（diffuse lamellar keratitis，DLK），为板层手术角膜层间非特异性炎症反应，分为轻、中、重度。主要原因：角膜上皮损伤、长期配戴接触镜、非感染炎性因素。治疗以局部高浓度糖皮质激素滴眼液加强治疗，重度且消退缓慢，必要时层间糖皮质激素和抗生素冲洗。

（7）角膜基质透镜撕裂或残留，SMILE 中角膜基质透镜组织撕裂或者部分不能完全取出。主要原因：飞秒激光能量异常、透镜过薄或角膜组织结构异常、分离层次不清、患者配合欠佳等。治疗：轻度切口边缘撕裂不需要特殊处理；较明显者严密闭合，配戴绷带式角膜接触镜；较大透镜残留仔细取出。

（8）角膜扩张，是指进展性角膜变薄、扩张性疾病。LASIK 术后相对发生比例高于其他术式。主要原因：与基因突变、过敏、揉眼等有关。治疗：按照发展速度、发生时角膜厚度、年龄等可以选择硬性透氧性角膜接触镜（rigid gas permeable contact lens，RGP）、角膜胶原交联、角膜移植手术或者联合治疗。

（9）干眼，是泪膜或泪液流动异常伴有眼表炎症，是目前临床常见疾病，也是所有屈光术后早期常见的并发症，绝大多数 3～6 个月恢复，板层 LASIK 手术发生率高于其他方式。主要原因：角膜神经部分切断、角膜曲率改变、局部用药、眼表炎症、长期戴接触镜等。治疗：人工泪液、促进眼表和神经修复的药物、局部糖皮质激素、0.05% 环孢素滴眼液，局部湿房镜、泪道塞等。

屈光手术后角膜并发症发生比例很低，但一旦发生，特别是严重并发症发生，会严重影响患者视力，甚至导致终生视力下降。高度重视术前检查、手术操作、规范化用药，以及并发症的诊断处理极其重要。

（李　莹）

第二章 表层类角膜屈光手术相关并发症

第一节 表层类角膜屈光手术相关并发症概述

表层类角膜屈光手术包括准分子激光角膜切削术（PRK）、准分子激光上皮下角膜磨镶术（LASEK）、机械法准分子激光上皮瓣下角膜磨镶术（EPI-LASIK）和表层经上皮准分子激光角膜切削术（TPRK）四种类型。虽然手术方式不同，但是术后并发症相似。

表层类角膜屈光手术后主要并发症的发生与发展和术后角膜上皮愈合和激光创面愈合反应密切相关。因为术后在角膜上皮修复过程中角膜神经纤维容易受到瞬目的刺激，患者会出现不同程度的疼痛或不适感，术后 3～5 天随着角膜上皮的愈合这些自觉症状会逐步减轻和消失。可能因为多种因素比如缺氧、微环境失衡、药物毒性、个体因素等出现角膜上皮延迟愈合影响患者的视力恢复和舒适性。由于个体差异、角膜上皮延迟愈合等因素可能导致角膜基质成纤维细胞异常增殖反应而出现上皮下浅基质的混浊（haze）。同时，因为跟踪注视问题、患者配合程度差、激光能量和个体差异等因素可能出现准分子激光偏中心切削、中央岛、屈光度过矫或欠矫，以及后期的屈光回退。视区选择过小或者患者自身暗光瞳孔过大可能出现光线分别从矫正区和非矫正区进入眼内从而导致眩光及夜间视力障碍。由于需要较长时间使用糖皮质激素来预防 haze 的发生和发展，因此可能引发激素性高眼压，甚至演变成青光眼。手术对眼表微环境的影响还可导致眼表稳态失衡形成干眼、无菌性角膜炎症，甚至感染的发生。

不同表层手术都有可能发生上述并发症，但是发生率不同，相对来说，PRK 发生并发症的概率较高，而 TPRK 发生并发症的概率较低。LASEK 和 EPI-LASIK 可能出现角膜上皮瓣的异常。表层类角膜屈光手术操作简单，但是对眼表的干扰较大，包括泪膜稳定性、角膜上皮修复等，因此需要精准的围手术期管理，包括术前眼表的评估，积极治疗相关的眼表问题，选择合适的手术时机和手术方式。术中通过湿润眼表加强角膜上皮的保护，缩小角膜上皮手术区域避免过度的角膜上皮创伤，减少手术时间，避免眼表过度暴露。按照相关共识严格围手术期用药管理，避免更多药物对眼表的影响。加强眼部护理，维持睑缘清洁。严格随访密切观察眼表情况，在角膜上皮愈合前每天检查一次角膜情况直到上皮愈合。常规复查和健康教育可以及时发现和处理并发症，越早处理并发症预后越好。

（邓应平）

第二节　角膜上皮愈合迟缓

【概述】

角膜上皮愈合迟缓是表层类角膜屈光手术术后早期并发症之一,是指术后 3 天后上皮仍存在局部缺损,未能完全愈合。角膜上皮的修复主要通过缺损区周围的角膜细胞增殖与迁移,向创面移动,从而覆盖与修复缺损区。角膜营养不良、严重干眼、刮除的角膜上皮范围较大、术后使用抑制角膜上皮生长的药物,或伴有全身系统性疾病,如糖尿病、自身免疫性疾病等是角膜上皮愈合迟缓的危险因素。

【典型病例 1:TPRK 术后角膜上皮延迟愈合】

1. 基本情况　患者女性,23 岁。

主诉:双眼 TPRK 术后 10 天视物模糊、视力不佳。

现病史:患者于 10 天前行双眼 TPRK 手术。术前验光:右眼 −5.00DS/−1.00DC×180=1.0^{+5},左眼 −5.25DS/−1.25DC×175=1.0^{+5}。手术顺利,术后配戴角膜绷带镜及常规用药。

患者术后 1 周复查,仍感视物模糊、视物不良,夜间眩光严重,查裸眼视力右眼(OD)0.4,左眼(OS)0.4。裂隙灯显微镜下可见双眼角膜中央上皮圆形缺损。继续术后常规用药。术后 10 天复查,症状未改善,视力未提高,裂隙灯显微镜观察双眼角膜上皮缺损未愈合。

2. 眼科检查　裸眼视力 OD0.4,OS0.4。裂隙灯下可见双眼角膜中央上皮圆形缺损,直径约 4mm,其余角膜透明。余前节(−)(图 2-2-1,图 2-2-2)。非接触式眼压计测量眼压 OD 11mmHg,OS 12mmHg。

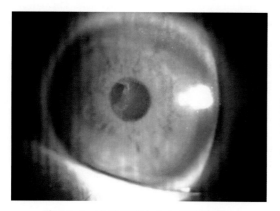 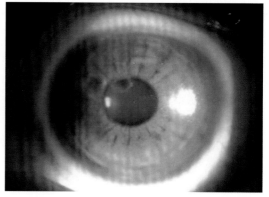

图 2-2-1　右眼角膜中央上皮圆形缺损　　　　图 2-2-2　左眼角膜中央上皮圆形缺损

3. 临床诊断　①双眼角膜上皮延迟愈合;②双眼 TPRK 术后。

4. 诊治经过

(1)处理:更换角膜绷带镜,包扎双眼一天;0.1% 氟米龙滴眼液、玻璃酸钠滴眼液每日 4 次,地夸磷索钠滴眼液每日 6 次,妥布霉素眼膏晚 1 次。

(2)第一次复查:治疗 2 天后,患者左眼视力明显升高,裸眼视力 OD 0.4,OS 0.8,眼压 OD 11mmHg,OS 10mmHg。裂隙灯显微镜下可见左眼角膜上皮缺损缩小,右眼角膜上皮缺损未改变。

（3）第二次复查：治疗 10 天后，裸眼视力 OD 0.6，OS 1.0，裂隙灯显微镜下仍可见左眼角膜上皮缺损直径约为 2mm，右眼角膜上皮缺损未改善。

（4）第三次复查：治疗后 2 周，左眼角膜上皮愈合良好，摘除角膜绷带镜，右眼角膜上皮中央仍然增厚。表面麻醉下行局部角膜上皮刮除术，继续配戴角膜绷带镜。左眼 0.1% 氟米龙滴眼液每日 4 次，双眼玻璃酸钠滴眼液每日 4 次、地夸磷索钠滴眼液每日 6 次，双眼小牛血去蛋白提取物眼用凝胶每晚 1 次。

（5）第四次复查：右眼上皮刮除治疗 2 天后，裸眼视力 OD 0.8，OS 1.0⁺，裂隙灯显微镜下可见双眼角膜上皮愈合，之前缺损处可见轻微块状混浊，摘除右眼绷带镜。0.1% 氟米龙滴眼液每日 3 次，双眼玻璃酸钠滴眼液每日 4 次、地夸磷索钠滴眼液每日 6 次，双眼小牛血去蛋白提取物眼用凝胶每晚 1 次。

（6）第五次复查：继续右眼治疗 10 天后，患者双眼视力明显提高，视觉质量明显改善，裸眼视力，OD 1.0，OS 1.0⁺，眼压，OD 10mmHg，OS 9mmHg。0.1% 氟米龙滴眼液每日 2 次，双眼玻璃酸钠滴眼液每日 4 次、地夸磷索钠滴眼液每日 6 次，双眼小牛血去蛋白提取物眼用凝胶每晚 1 次。裂隙灯显微镜下可见双眼角膜上皮完整，角膜中央轻微上皮下混浊（图 2-2-3，图 2-3-4）。

（7）第六次复查：右眼治疗 1 个月后，裸眼视力，OD 1.2，OS 1.2。眼压，OD 11mmHg，OS 9mmHg；局部轻度混浊；0.1% 氟米龙滴眼液增加到每日 3 次，1 个月，每日 2 次，2 周；双眼玻璃酸钠滴眼液每日 4 次；双眼小牛血去蛋白提取物眼用凝胶每晚 1 次。

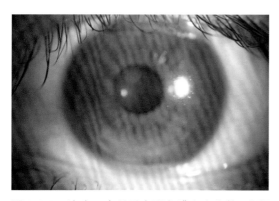 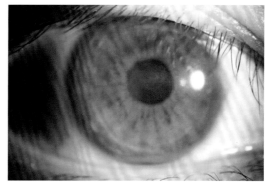

图 2-2-3　治疗 1 个月后右眼角膜上皮完整，残留上皮下混浊　　图 2-2-4　治疗 1 个月后左眼角膜上皮完整，角膜透明

（8）维持治疗：双眼 0.1% 氟米龙滴眼液每日 1 次，双眼玻璃酸钠滴眼液每日 4 次，术后 3 个月停用局部用药。几个月后角膜完全透明，haze 0 级。

【经验分享】

（1）患者年轻女性，在校博士研究生，每天读书时间长，有时有轻度眼干，有时睡眠不好，否认全身疾病，无接触镜长期配戴史，并不是上皮愈合迟缓高危人群。

（2）术后上皮愈合迟缓到完全愈合 50 多天，术后 1 个月时候因为右眼中央角膜上皮局部增厚、混浊，为避免 haze，进行了局部上皮刮除，刮除后很快就愈合。

（3）分析为什么上皮迟缓愈合之久，临床少见，可能与患者术后几乎没有休息，每天工作强度大、看书时间长有关。另外患者饮食差、容易出现失眠、饮食少、偏食。这些因素是否有关尚需要商榷。术后按照共识坚持低浓度激素,逐渐减量;同时玻璃酸钠、地夸磷索钠和小牛血去蛋白提取物眼用凝胶增加局部营养、润滑度、促进结膜杯状细胞功能对于恢复有一定意义。如果早期上皮愈合迟缓,可以减少局部糖皮质激素用药次数,待上皮愈合后可以再增加次数以预防 haze 发生。

（4）尽管此患者上皮愈合迟缓,但随诊及时,最终结果角膜透明,没有留下混浊,视力恢复到术前预期最佳视力,患者满意。屈光手术后嘱咐患者适当休息、注意饮食营养、定期复查、及时治疗方案调整非常重要。

（李　莹　阳　珊）

【典型病例 2:TPRK 术后角膜上皮延迟愈合】

1. 基本情况　患者女性,24 岁,护士。

主诉:双眼 TPRK 术后视物模糊 7 天,加重 2 天。

病史:患者 7 天前行双眼 TPRK 手术,术后即刻常规配戴绷带式角膜接触镜,0.5% 左氧氟沙星滴眼液 2 小时一次点眼,术后第 1 天改为 0.5% 左氧氟沙星滴眼液每日 4 次,0.1% 氟米龙滴眼液每日 4 次,0.3% 玻璃酸钠滴眼液每日 4 次,至术后第 5 天门诊复查摘下接触镜,患者仍自觉双眼视物模糊、眼红、畏光及流泪;双眼视力 0.6,角膜上皮未痊愈,2 天后患者自觉双眼视物模糊、畏光、流泪加重,用药后不能缓解,遂来院就诊。

否认高血压、糖尿病等全身病史,无烟酒等不良嗜好。手术前配戴软性角膜接触镜史5 年。

2. 眼科检查　双眼裸眼视力 0.6,右眼睑缘轻度充血,上睑板腺开口部分阻塞,挤压睑板腺,睑酯评分 1 分,结膜轻度充血,角膜上皮轻度水肿,角膜中央上皮异常堆积,角膜上皮缺失面积约 5mm×5mm(图 2-2-5),前房深浅正常,瞳孔正圆,直径约 2.5mm,光反射存在,晶状体透明,眼底大致正常。

左眼睑缘轻度充血,上睑板腺开口部分阻塞,挤压睑板腺,睑酯评分 1 分,结膜轻度充血,角膜上皮轻度水肿,角膜中央上皮异常堆积,左眼角膜上皮缺失面积约 1mm×1mm(图 2-2-6)。前房深浅正常,瞳孔正圆,直径约 2.5mm,光反射存在,晶状体透明,眼底大致正常。

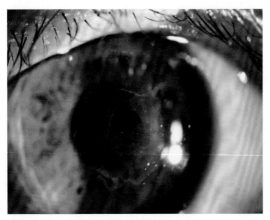

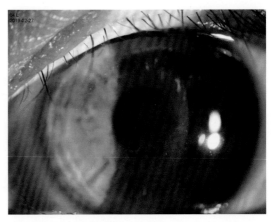

图 2-2-5　右眼 TPRK 术后第 7 天,角膜上皮异常堆积,上皮缺失面积约 5mm×5mm

图 2-2-6　左眼 TPRK 术后第 7 天,角膜上皮异常堆积,上皮缺失面积约 1mm×1mm

3. 临床诊断　①双眼角膜上皮延迟愈合；②双眼 TPRK 术后。

4. 诊治经过

（1）处理：建议患者调整作息规律，术后早期存在不规律过度用眼，减少夜班时间（术后每 3～4 天一个夜班）。及时更换角膜绷带镜。加用促角膜上皮修复类药物点眼。用药：0.3% 玻璃酸钠滴眼液每日 4 次、0.1% 氟米龙滴眼液每日 4 次、小牛血去蛋白提取物眼用凝胶每日 2 次。进行睑缘管理，予以眼局部热敷＋睑板腺治疗，2 次。

治疗 15 天后，患者自觉症状明显好转，视物清晰度好转。眼部查体：裸眼视力 OD1.2，OS1.5。眼压 OD15mmHg，OS16mmHg。电脑验光：OD+0.50DS/-0.25DC×160=1.2，OS+0.25DS=1.5。双眼角膜表面光滑、透明，余同前。

（2）随访及预后：术后 1 个月和 3 个月复诊，双眼视力 1.5，双眼角膜透明，前房深浅正常，瞳孔正圆，直径约 2.5mm，光反射存在，晶状体透明，眼底未见异常。

【经验分享】

（1）角膜上皮的延迟愈合会增加术后感染、haze 以及屈光回退的风险。为减少术后发生角膜上皮延迟愈合，表层手术前应排除眼部活动性炎症及干眼，术后避免过早摘除角膜绷带镜；上皮愈合后形成 haze 及屈光回退时，应立即给予大剂量激素治疗。同时，要注意监测眼压。

（2）配戴角膜绷带镜、给予人工泪液及小牛血去蛋白提取物眼用凝胶促进角膜损伤快速修复，术后早期应用能有利于角膜神经修复，进而促进角膜上皮的愈合。

（赵少贞）

第三节　角膜上皮下雾状混浊

【概述】

角膜上皮下雾状混浊（haze）是指准分子激光角膜表面切削术后切削区角膜上皮和下方基质交界面下的混浊。术前屈光度高、术中切削时间长、紫外线过度照射、瘢痕体质、局部糖皮质激素滴眼液使用不足者多见。术后数周即可出现，3 至 6 个月达到高峰，6 个月后可逐步减轻。haze 不同于角膜云翳、斑翳等，其形成原理及形态均不同，云翳、斑翳依靠药物无法减轻或消失。目前多采用 1990 年 Fantes 分级标准将 haze 分为 5 级。

0 级：角膜完全透明。

0.5 级：裂隙灯下斜照法可见轻度混浊。

1 级：裂隙灯下容易发现角膜混浊，不影响观察虹膜纹理。

2 级：角膜混浊，轻度影响观察虹膜纹理。

3 级：角膜明显混浊，中度影响观察虹膜纹理。

4 级：角膜重度混浊，不能窥见虹膜纹理。

【典型病例 1：TPRK 术后角膜上皮下雾状混浊（haze）】

1. 基本情况　患者男性，20 岁。

主诉：双眼 TPRK 术后 5 个月，视力下降 4 个月。

现病史：5 个月前于外院行双眼 TPRK 手术，术前综合验光，OD-5.25DS/-1.75DC×180=1.0，OS-5.50DS/-1.25DC×175=1.0。术后角膜透明，裸眼视力 OD1.0，OS1.0。4 个月

前患者入伍,长期阳光下训练,未配戴防紫外光眼镜,自觉双眼视物不清逐渐加重,偶伴胀痛,未就诊,应用 0.1% 氟米龙滴眼液每日 2～3 次、玻璃酸钠滴眼液点双眼治疗。3 个月前,患者自觉症状加重,遂于外院就诊,应用他克莫司滴眼液每日 3 次、0.1% 氟米龙滴眼液每日 3 次,点双眼治疗。2 周后,患者复查时发现双眼眼压高,自述 OD22mmHg,OS23mmHg,加用卡替洛尔滴眼液每日 2 次、布林佐胺滴眼液每日 2 次,点双眼治疗。1 周后复查眼压正常,自觉症状较前好转,视力仍下降。

2. 眼科检查　裸眼视力 OD0.15,OS0.1。双眼角膜中央光学区 haze 4 级,余结构窥不清。非接触式眼压计测量眼压 OD13mmHg,OS19mmHg。显然验光:OD−6.50DS/−3.50DC×180=0.5,OS−5.50DS/−3.50DC×5=0.5。散瞳验光(复方托吡卡胺):OD−3.75DS/−3.00DC×175=0.6⁻,OS−3.75DS/−2.75DC×180=0.5⁺。

3. 辅助检查

外眼像:双眼角膜中央光学区 haze 4 级(图 2-3-1,图 2-3-2)。

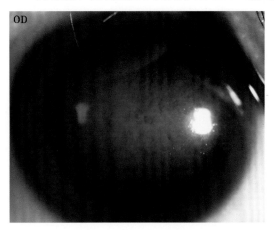

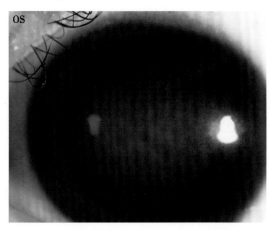

图 2-3-1　右眼治疗前外眼像,角膜中央光学区 haze 4 级

图 2-3-2　左眼治疗前外眼像,角膜中央光学区 haze 4 级

前节 OCT:双眼角膜浅基质层混浊,右眼深度约 120～165μm,左眼深度约 123～153μm(图 2-3-3)。

中央角膜厚度(前节 OCT):OD538μm,OS527μm(图 2-3-4)。

角膜共聚焦显微镜:双眼角膜上皮翼状细胞稍增大,基底细胞层结构不清,上皮下不均匀混浊形成,其下可见均匀中反光改变,未见炎性及朗格汉斯细胞,浅基质细胞无明显活化,形态正常。病灶周边上皮细胞正常,神经纤维有少量分支进入准分子激光光学扫描区内。

4. 临床诊断　①双眼 haze;②双眼 TPRK 术后;③双眼屈光不正。

5. 诊治经过

(1)处理:调整用药如下。

①1% 醋酸泼尼松龙滴眼液 5 分钟 1 次 ×3 次 ×4 组 ×3 天,5 分钟 1 次 ×3 次 ×3 组 ×3 天,每天 6 次 ×7 天;而后改为 0.1% 氟米龙滴眼液每日 3 次 ×1 个月,每日 2 次 ×1 个月,每日 1 次 ×1 个月;②妥布霉素地塞米松眼膏每晚 1 次 ×15 天;③他克莫司滴眼液每日 2 次 ×7 天;④酒石酸溴莫尼定滴眼液每日 2 次 ×1 个月;⑤卡替洛尔滴眼液每日 2 次 ×2 个月;⑥布林佐胺滴眼液每日 2 次 ×1 个月;⑦聚乙二醇滴眼液每日 4 次 ×2 个月。

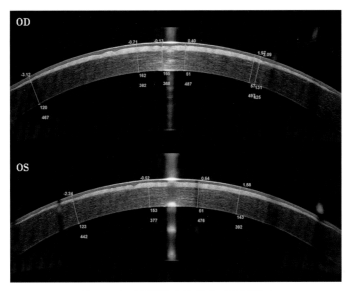

图 2-3-3　双眼治疗前前节 OCT 情况

双眼角膜浅基质层混浊，右眼深度约 120～165μm，左眼深度约 123～153μm。

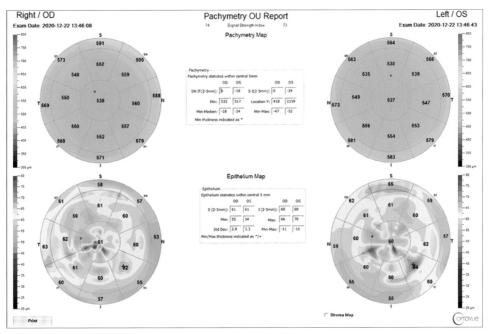

图 2-3-4　双眼治疗前中央角膜厚度（前节 OCT）情况

中央角膜厚度右眼 538μm，左眼 527μm。

（2）随访及预后：监测眼压（当地每半月复查 1 次眼压）。治疗 2 个月后复诊，裸眼视力，OD0.4，OS0.3，眼压，OD12mmHg，OS11mmHg。显然验光：OD−4.00DS/−2.50DC×175=0.8⁻，OS−3.00DS/−2.00DC×5=1.0⁻。双眼角膜中央光学区 haze 较前减轻（图 2-3-5，

图 2-3-6)。前节 OCT 示双眼角膜浅基质层混浊较前明显减轻,右眼深度约 100～153μm,左眼深度 94～146μm(图 2-3-7)。中央角膜厚度(前节 OCT):右眼 513μm,左眼 499μm(图 2-3-8)。患者由于部队重新安排工作及时归队,嘱定期随访,加强注意防护紫外线,必要时配戴框架眼镜满足其工作需要。

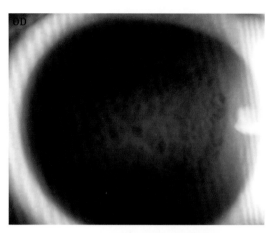

图 2-3-5　右眼治疗后外眼像情况
右眼角膜中央光学区 haze 较前减轻。

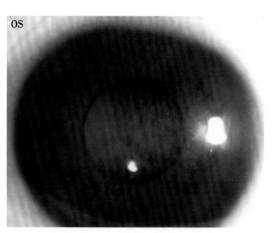

图 2-3-6　左眼治疗后外眼像情况
左眼角膜中央光学区 haze 较前减轻。

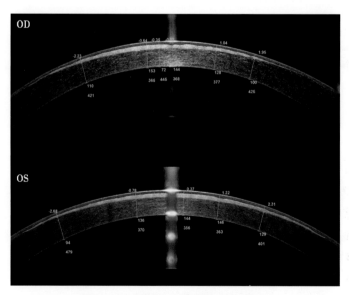

图 2-3-7　双眼治疗后前节 OCT 情况
前节 OCT 示双眼角膜浅基质层混浊较前减轻,右眼深度 100～153μm,左眼深度 94～146μm。

【经验分享】
　　激光角膜表层手术宜选择屈光度低、无瘢痕体质、能及时随诊、室外活动少的患者,且尤其注意术后避免紫外线照射,合理应用糖皮质激素滴眼液,促进角膜上皮良好愈合和嘱患者定期复诊是预防 haze 发生的有效措施。

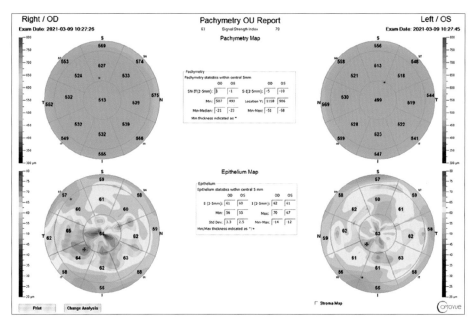

图 2-3-8　双眼治疗后中央角膜厚度(前节 OCT)情况

中央角膜厚度右眼 513μm，左眼 499μm。

(张丰菊　徐玉珊)

【典型病例 2：LASEK 术后角膜上皮下雾状混浊(haze)】

1. 基本情况　患者女性，22 岁，学生。

主诉：双眼 LASEK 术后 3 个月，重影，视力逐渐下降。否认外伤史。

现病史：3 个月前在外院行双眼 LASEK 手术，手术顺利，术后第一周双眼视力 0.8，常规用药到一个月，因为眼压升高而停用糖皮质激素滴眼液。之后双眼逐渐视物模糊，右眼明显，重影逐步加重，3 个月当地复查眼视力右眼 0.3，左眼 0.5。角膜中央混浊，右眼明显，诊断双眼角膜 haze。建议转入我院就诊。否认既往眼局部和全身疾病史，否认瘢痕体质。术前屈光度 −6.0D 左右。

2. 眼科检查　视力，OD0.3，OS0.5；显然验光 OD−3.25DS/−1.25DC×90=0.4⁻，重影明显 (小孔镜视力不提高)，OS−2.00DS/−0.75DC×80=0.7，有重影。结膜不充血，无分泌物，角膜上皮完整无水肿，双眼角膜中央偏上皮下混浊，右眼混浊明显，致密交织成网状；左眼颞侧半环形混浊。混浊遮挡虹膜纹理欠清楚，未见 KP，前房及眼内未见异常。眼压：OD11mmHg，OS12mmHg。

3. 辅助检查　就诊时眼前节照相(图 2-3-9~图 2-3-14)。

4. 临床诊断　①双眼 haze(右眼 4 级，左眼 3 级)；②双眼 LASEK 术后；③双眼屈光不正。

5. 诊治经过　鉴于双眼高度近视，表层角膜激光手术史 3 个月，视力下降，近视度数增加，眼部无充血，角膜上皮完整，激光切削区域角膜上皮下不同程度混浊，诊断明确。局部激素冲击治疗，1% 醋酸泼尼松龙滴眼液每日 4 次，每次 4 滴，间隔 5 分钟；玻璃酸钠滴眼液每日 4 次，每次 1 滴；更昔洛韦凝胶每晚 1 次(眼膏主要成分为更昔洛韦和卡波姆，预防局部长时间应用激素诱发病毒感染和术后干眼)，降眼压卡替洛尔滴眼液每日 2 次，2~3 周复查(当地监测眼压)，嘱咐外出避免紫外光。

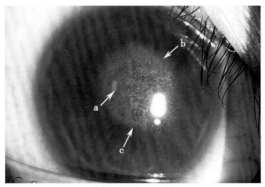

图 2-3-9　右眼治疗前前节照

结膜不充血,角膜上皮完整,不水肿,a. 中央区角膜致密圆形混浊,b. 混浊区不能窥视虹膜纹理,c. 混浊区域瞳孔边缘模糊不清。

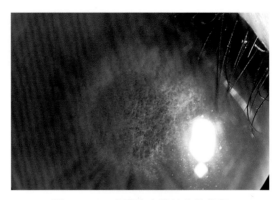

图 2-3-10　右眼治疗前放大前节照

角膜中央区交错致密混浊,不能窥视虹膜纹理,瞳孔边缘模糊,为 4 级 haze。

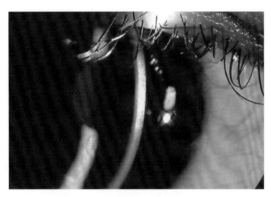

图 2-3-11　右眼治疗前裂隙前节照

角膜中央区致密混浊,混浊位于上皮下。

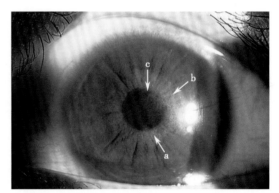

图 2-3-12　左眼治疗前前节照

结膜不充血,角膜上皮完整,不水肿,a. 中央区角膜半环形不均匀混浊、b. 混浊区虹膜纹理不清,c. 混浊区域部分瞳孔边缘欠清。

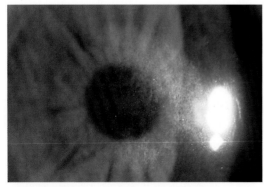

图 2-3-13　左眼治疗前放大前节照

角膜中央颞侧半区交错致密混浊,虹膜纹理窥视欠清,瞳孔部分边缘模糊,为 3 级 haze。

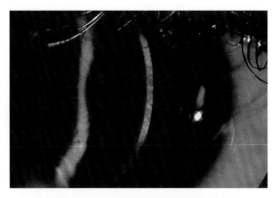

图 2-3-14　左眼治疗前裂隙前节照

角膜中央区不均匀混浊,混浊位于上皮下。

第一次复查：治疗后 10 天，当地医院复查，裸眼视力，OD0.4（小孔镜视力 0.4），OS0.5（小孔镜视力 0.7）；眼压，OD15mmHg，OS15mmHg。结膜不充血，上皮完整，角膜混浊程度和区域范围变化不明显，未见 KP 等异常反应。继续糖皮质激素等药物用量同前，随诊。

第二次复查：治疗后 1 个月，裸眼视力，OD0.6，OS0.8；显然验光，OD −1.25DS/−1.50DC×79=0.7，有重影，OS−1.00DS/−0.75DC×90=1.0；眼压，OD16mmHg，OS15mmHg。结膜不充血，角膜上皮完整，双眼角膜 haze 明显减轻，未见其他异常。嘱 1% 醋酸泼尼松龙滴眼液每日 4 次，每次 2 滴，2 周，每日 4 次，1 滴，2 周；两种降眼压药物（卡替洛尔、酒石酸溴莫尼定滴眼液），其余同前。定期复查，检测眼压（图 2-3-15，图 2-3-16）。

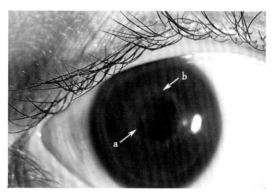

图 2-3-15　右眼治疗后第一个月前节照
角膜上皮完整，a. 角膜混浊 haze 明显减轻，b. 虹膜纹理部分欠清楚，haze 2～3 级。

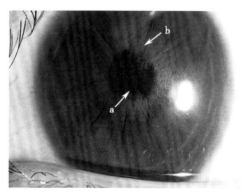

图 2-3-16　左眼治疗后一个月前节照
角膜上皮完整，a. 角膜局部混浊 haze 明显减轻，b. 部分虹膜纹理、瞳孔边缘欠清楚，局部 haze 2～3 级。

治疗两个月复查：裸眼视力，OD0.8，OS1.0；显然验光，OD−1.00DS/−1.25DC×95=1.0，OS−0.50DS/−0.75DC×96=1.2；眼压，OD14mmHg，OS14mmHg。角膜轻度混浊（图 2-3-17，图 2-3-18）。停用 1% 醋酸泼尼松龙滴眼液，改为双眼 0.1% 氟米龙滴眼液每日 4 次，1 滴，2 周，每日 3 次，1 滴，2 周，玻璃酸钠滴眼液每日 4 次。外出避免紫外光。再根据复查情况逐渐停药避免再次 haze 的出现（图 2-3-17，图 2-3-18）。

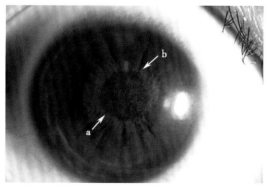

图 2-3-17　右眼治疗后两个月前节照
角膜上皮完整，a. 混浊 haze 明显减轻，b. 虹膜纹理、瞳孔边缘比较清楚，haze 1 级。

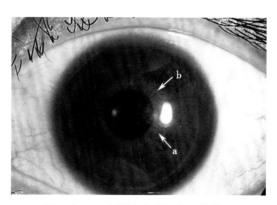

图 2-3-18　左眼治疗后两个月前节照
角膜上皮完整，a. 混浊 haze 明显减轻，b. 虹膜纹理、瞳孔边缘比较清楚，局部 haze 1 级。

【经验分享】

表层激光手术安全有效,无角膜切开痕迹,术后视觉质量好。但 haze 是术后主要并发症,是发生在角膜上皮下切削区出现的上皮和基质交界面下雾状混浊,也是影响患者术后视力恢复的主要问题。haze 也细分为速发、迟发,局部、全部,轻度和重度。临床表现为不同程度的视力下降、屈光度回退、不规则散光和角膜不同程度的混浊。haze 发生的主要原因:①切削深和愈合迟,激光刺激层面细胞凋亡,激活,修复越明显。②眼压高和激素少,患者术后未遵医嘱使用局部糖皮质激素,眼压高过早停用或减少局部糖皮质激素用量,失访。③干眼和特异体,干眼泪液不足是高危因素。④眼外伤和紫外光照射,术后早期户外活动多,夏季紫外光照时间长。⑤病原菌和感染灶毒素释放或病毒免疫刺激是表层类角膜屈光手术后发生角膜混浊的常见危险因素。上面这些因素中较高度数的、术前明确的瘢痕体质患者以及术后长期、强烈的紫外光暴露者尤其是高危人群。临床中多数低级别 haze,无明显的视力影响。在少数情况下严重的 haze 交织成网,角膜中央区域明显白色混浊,角膜增厚、屈光度回退、不规则散光、视力下降。因此,积极预防和有效治疗非常重要。有时迟发病例可发生在术后 1 年,所以建议 1 年户外活动要注意避免紫外光直射和紫外线防护。haze 对糖皮质激素预防和治疗有效,术后常规局部使用 3 个月糖皮质激素,逐渐递减。如果出现明显 haze,规范糖皮质激素局部冲击治疗是有效的手段。

本例特点:haze 的出现,高度近视、术后激素性高眼压而过早停用激素可能是主要因素。及时有效激素冲击治疗,根据混浊情况合理调整激素用量和次数,以及注意调整眼压与激素的平衡非常重要,最后获得非常好的治疗效果。通常 haze 越早治疗消退越快,视力效果越好;以出现时间越久,用药时间就越长为原则。

(李　莹)

第四节　角 膜 感 染

【概述】

表层经上皮准分子激光角膜切削术(trans-epithelial photorefractive keratectomy,TPRK)作为常用的表层切削手术之一,是利用准分子激光对角膜上皮和角膜浅层基质一步切削,避免酒精及机械方式对角膜上皮的损伤,具有手术无刀、无瓣、无接触等优点,术后能获得较为稳定的屈光度数,且较 LASEK 术后恢复快,术后刺激症状更轻。但任何手术都有发生感染的风险,TPRK 也是如此。感染性角膜炎是准分子术后早期发生最严重并发症之一,感染往往病情进展迅速,尽早明确诊断和积极治疗是控制感染、保存视力的关键。

【典型病例 1:TPRK 术后细菌性角膜炎】

1. 基本情况　患者男性,31 岁。

主诉:双眼 TPRK 术后 16 天,左眼眼红、眼磨伴视力下降 11 天。

现病史:16 天前当地医院行双眼 TPRK,术后用妥布霉素地塞米松滴眼液每日 4 次。11 天前左眼出现眼红、眼磨伴异物感,在当地诊断为左眼角膜溃疡,给予左氧氟沙星滴眼液、妥布霉素滴眼液,未见明显好转,持续加重,转诊至上级医院。

2. 眼科检查　视力 OD 0.6,OS 手动 / 眼前(矫正不提高);显然验光,OD +1.50DS/−4.00DC×75=1.0;眼压,OD13mmHg,OS16mmHg。左眼结膜充血,角膜中央约 6mm×4mm

不规则上皮缺损，角膜基质轻混浊，散在多处不均匀类圆形灰白色浅层浸润，周边角膜透明（图2-4-1），角膜荧光染色可见局部上皮缺损（图2-4-2），余检查未见明显异常。右眼眼前节检查（−）。

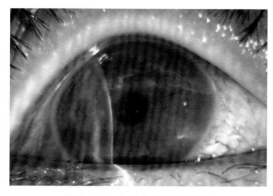

图 2-4-1　入院左眼前节照相

散在多处灰白色浅层浸润。

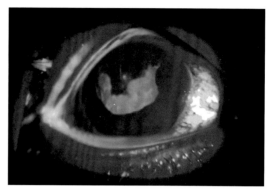

图 2-4-2　入院左眼角膜荧光素染色照片

局部上皮大片缺损。

3. 辅助检查

（1）眼轴：OS25.58mm。

（2）眼部 B 超示：双眼玻璃体混浊。

（3）激光共聚焦显微镜：左眼大量炎性细胞浸润，浅基质层成像紊乱，内皮面可见大量强反光光团（图2-4-3），透明区内皮细胞计数约为 2 524 个 /mm²。

（4）角膜刮片 OS：未见菌丝，可见较多脓细胞，未见细菌。

（5）细菌培养 OS：表皮葡萄球菌。

（6）前节 OCT：可见角膜水肿，局部混浊（图2-4-4）。

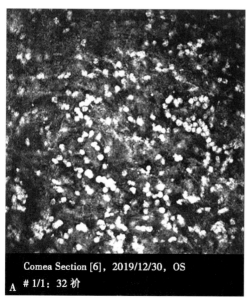
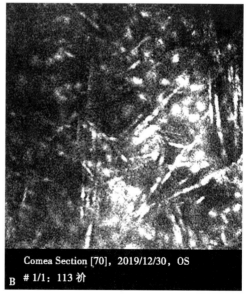

图 2-4-3　入院左眼共聚焦显微镜检查显示大量炎性细胞浸润

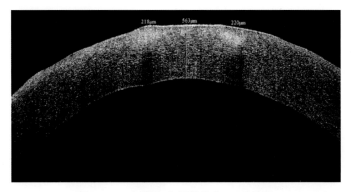

图 2-4-4　左眼治疗前眼前节 OCT 情况

4. 临床诊断　①左眼细菌性角膜炎；②双眼 TPRK 术后。

5. 诊治经过

（1）局部抗生素点眼，予 0.5% 阿米卡星滴眼液、加替沙星滴眼液各 20 分钟频点治疗 1 周，角膜浸润较前加重（图 2-4-5），上皮部分愈合（图 2-4-6）。

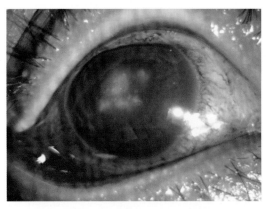

图 2-4-5　药物治疗 1 周后角膜浸润加重，但上皮基本愈合

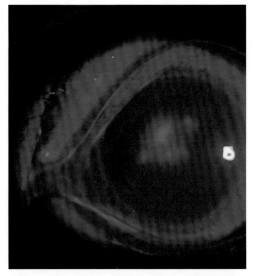

图 2-4-6　药物治疗 1 周后角膜荧光素染色检查，上皮基本愈合

（2）抗生素点眼 1 周后，再次行激光共聚焦显微镜检查，仍然有大量炎性细胞浸润，未发现菌丝和阿米巴包囊样结构。给予局部加用 0.1% 氟米龙滴眼液每日 4 次、妥布霉素地塞米松眼膏每晚 1 次，炎症逐渐减轻；加替沙星滴眼液及 0.5% 阿米卡星滴眼液频次改为各每小时 1 次。治疗 2 周后裸眼视力 0.5，眼压 18mmHg，角膜上皮愈合完整，中央遗留约 4mm 范围片状云翳，余角膜透明（图 2-4-7）。

（3）出院后 3 个月复诊：裸眼视力 OS0.8，电脑验光 +0.5DS/−1.5DC×100=0.9。结膜不充血，角膜中央残存少许云翳，前房深度适中，前节像、OCT 和角膜地形图像均有相应改变（图 2-4-8～图 2-4-10）。

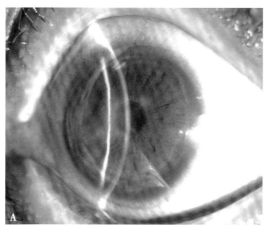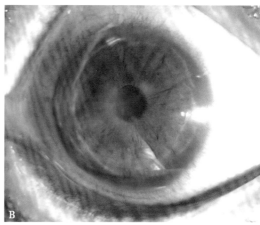

图 2-4-7 加用糖皮质激素药物治疗 2 周后眼前段照相

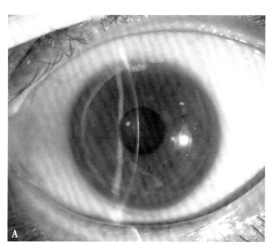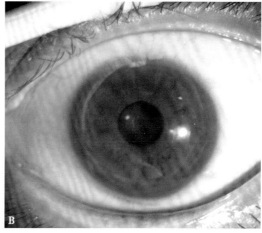

图 2-4-8 出院 3 个月左眼眼前节照相

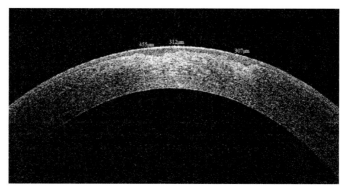

图 2-4-9 出院 3 个月左眼角膜 OCT
前基质高反光。

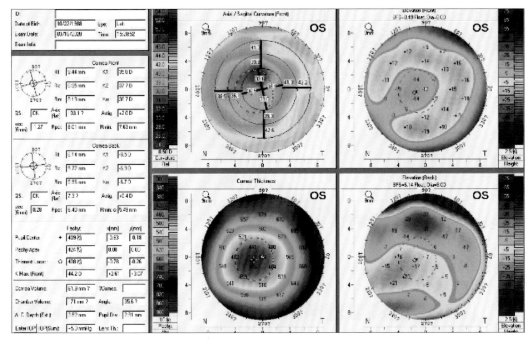

图 2-4-10　出院 3 个月角膜地形图检查图像

【经验分享】

控制准分子激光角膜屈光手术术后早期感染的重点应以预防为主,术前应积极预防。如果术前存在活动性眼部炎症,应积极治疗,待炎症得到控制后再行手术,如中重度干眼、睑缘炎、结膜炎、泪囊炎等附属器官感染。角膜屈光手术后感染病原体多以细菌为主,也有真菌、病毒感染病例发生。屈光手术后感染虽然发生概率不高,但是后果严重。一旦发现感染,需要详细询问病史,观察病灶特点和前房情况,尽早大剂量、联合两种或以上局部和全身应用抗生素治疗。要进行角膜病灶刮片检查以及病灶组织培养与药物敏感试验,明确病原学诊断,可依据药敏结果选择敏感抗生素。有条件尽可能做共聚焦显微镜检查,以排除真菌和阿米巴感染以及观察炎症浸润状态等。感染早期禁用糖皮质激素,细菌性角膜炎得到有效控制后可酌情加用局部糖皮质激素治疗。在使用局部糖皮质激素的过程中,要严密随访和观察病情变化,密切观察眼压变化。一旦在使用局部糖皮质激素的过程中发现感染加重要及时停用并进一步再次完善病原学检查。认真控制围手术期的各种危险因素,术中严格无菌操作,防治术后早期角膜感染的发生,才能将准分子激光角膜屈光术后角膜感染的危害降到最低。后期角膜会遗留不同程度的云翳或者斑翳,视力很差患者可以考虑角膜移植手术治疗以提高视力。

(高　华)

【典型病例 2:LASEK 术后真菌性角膜炎】

LASEK 是十年前继 PRK 以后的一种表层角膜屈光手术,手术操作简单,角膜生物力学好,临床效果可靠,至今还有很多地方仍然开展。但是手术早期角膜上皮大面积缺损,上皮愈合反应,术后眼疼以及术后 haze 是主要并发症。真菌性角膜炎(fungal keratitis)是致病性真菌感染引起的一种致盲性角膜病,在我国居感染性角膜病致盲率的首位。最常见的致病菌国外为念珠菌属,我国主要以镰刀菌属(占 70%~80%)和曲霉菌属(占 10%)为主。本病有明显的致病危险因素,多与植物性眼外伤、配戴角膜接触镜、长期应用免疫抑制剂或糖皮质激素,以及患慢性眼表损伤性疾病有关。

1. 基本情况 患者女性,24 岁,毛线售货员。

主诉:双眼 LASEK 术后 3 天,左眼畏光加重,流泪,眼发白,视力下降。否认外伤史。

现病史:3 天前曾在外院行双眼 LASEK 手术,手术顺利,术后第 1 天双眼视力未查,眼红、畏光流泪,按照医生嘱咐常规用药。从第 3 天开始右眼视物清楚,畏光减轻;左眼视物模糊加重、畏光明显、眼角膜发白。当地 3 天检查:裸眼视力右眼 0.8,左眼手动 / 眼前。左眼角膜中央区域大面积混浊,诊断左眼角膜炎,角膜感染,双眼 LASEK 后。给予局部抗生素药物频点,并停用糖皮质激素滴眼液。两天治疗未见好转,混浊面积增大转入我院就诊。既往配戴隐形眼镜近五年,工作环境毛线较多。

2. 眼科检查 裸眼视力,OD0.8,上皮基本完整,轻度充血,重影;裸眼视力,OS眼前手动,眼睑和结膜高度充血 +++,有分泌物,角膜上皮高度水肿、缺损,角膜中央不均匀混浊,眼内情况窥视不清。指测双眼眼压 Tn。

3. 辅助检查 左眼眼前节照相可见角膜中央上皮缺损、水肿,基质浸润、混浊(图 2-4-11);共聚焦显微镜检查左眼可见局部高反光和大量菌丝样结构(图 2-4-12);局部表面麻醉下刮片送检进行细菌和真菌培养和药敏试验。

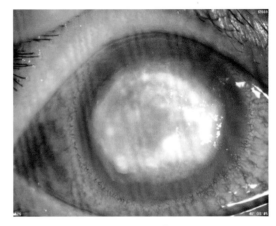

图 2-4-11 前节照相

就诊时左眼角膜中央上皮缺损、水肿,基质浸润、混浊。

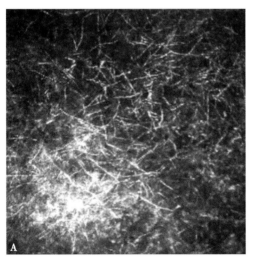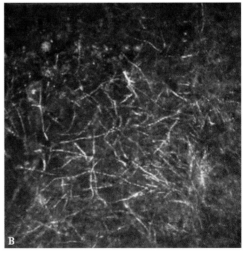

图 2-4-12 共聚焦显微镜检查

就诊时左眼可见大量菌丝样结构。

4. 临床诊断　①左眼真菌性角膜炎；②双眼 LASEK 术后。

5. 诊治经过　左眼立即停用局部糖皮质激素，局部给 5% 那他霉素滴眼液，白天每小时 1 次，每次 1～2 滴，晚上每 2 小时 1 次；0.25% 两性霉素 B 溶液每日 8 次，与那他霉素交替使用；阿托品眼膏每晚 1 次；左氧氟沙星滴眼液每小时 1 次；口服伊曲康唑早上 2 片。右眼常规 LASEK 术后规范用药。每日或者隔日复查。

治疗后 14 天医院复查。

左眼部疼痛减轻，裸眼视力手动，眼压 Tn，结膜充血，角膜混浊区域病灶范围缩小，前房少量积脓。左眼眼前节照相（图 2-4-13）；右眼结膜不充血，上皮完整，haze 0 级，眼压 14mmHg。

共聚焦显微镜检查左眼菌丝样结构较前减少（图 2-4-14）。

检验科结果回报：镰刀菌。

嘱咐左氧氟沙星滴眼液每日 6 次，口服伊曲康唑不超过 14 天，其余同前，定期做肝肾功能检查。

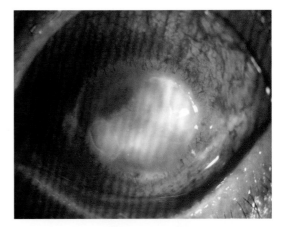

图 2-4-13　左眼治疗后 2 周眼前节照相
可见病灶范围缩小，前房少量积脓。

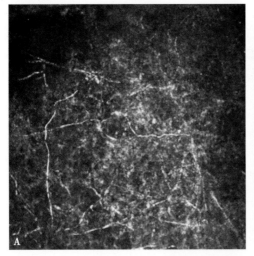 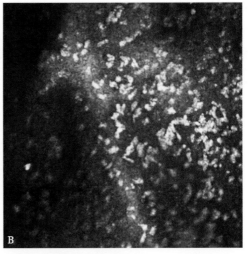

图 2-4-14　共聚焦显微镜检查
左眼治疗后 2 周，菌丝样结构较前减少，可见后基质细胞高反光。

治疗 30 天当地复查：左眼部疼痛减轻，已经停用口服伊曲康唑。裸眼视力手动，眼压 Tn，结膜轻度充血，角膜混浊（未拍照片）、角膜混浊范围同前。眼红，眼睑、结膜、角膜水肿减轻。右眼结膜不充血，上皮完好，裸眼视力 OD1.0，haze 0 级，眼压 16mmHg。

嘱左眼停左氧氟沙星滴眼液，其余同前。抗真菌药物减少次数，但至少持续一个月，以免复发。右眼常规糖皮质激素减量。

【经验分享】

真菌性角膜炎治疗的难易取决于抗真菌药物的药效以及药物穿透角膜组织的程度。角膜上皮损伤后真菌的孢子或者菌丝通过伤口进入角膜基质引起炎症和溃疡。苔被、伪足、卫星灶和免疫环是典型的临床表现，如果感染达到角膜深基质层还可以出现内皮斑和前房积脓。临床诊断根据症状、体征、实验室刮片检查快捷有效且可以重复，并可以动态观察治疗效果的共聚焦显微镜检查。治疗以抗真菌药为主，禁用糖皮质激素药物。病灶深层也可以局部清创，药物治疗或清创感染仍然加重的患者需要板层角膜移植或穿透性角膜移植治疗，最终多数移植手术达到增视的目的。

此患者患病分析：①长期配戴隐形眼镜。②工作环境羊毛制品多。③表层手术上皮缺损面大。④术后糖皮质激素应用降低了局部的抵抗力。经过治疗最终病情控制，没有导致角膜穿孔，为后期的角膜移植和视力提高奠定了基础。因此屈光手术围手术期管理非常重要。

（李　莹）

第五节　干　　眼

【概述】

激光表层角膜切削术后干眼（dry eye）是屈光术后最常见并发症，多由于术中损伤角膜神经和术后眼表慢性炎症等因素所致，表现为眼部干涩感、异物感、烧灼感、疲劳感、不适感、眼红、视力波动或下降等主观症状之一，中国干眼问卷量表≥7分或眼表疾病指数量表（ocular surface disease index，OSDI）≥13分；同时，患者荧光素钠染色泪膜破裂时间（fluorescein breakup time，FBUT）≤5秒或非接触式泪膜破裂时间（noninvasive breakup time，NIBUT）<10秒或Schirmer Ⅰ试验（无麻醉）≤5mm/5分钟，可诊断为干眼。

术前屈光度、干眼程度、术中激光切削深度和切削光区大小等是表层角膜切削术后干眼的危险因素，术前屈光度越高，治疗光学区越大，激光切削越深，角膜神经纤维损伤越多，术后角膜知觉和神经纤维恢复时间越长，术后干眼时间越长，程度也越重。研究表明，TPRK术中降低了泪膜和角膜上皮微绒毛黏附性，上皮愈合过程中的炎性反应导致泪膜生化环境改变，这可能导致TPRK术后干眼症状较LASIK更重。另外，TPRK术后角膜前表面曲率发生明显改变，影响泪膜分布以及泪液动力学，使得泪膜表面张力和稳定性下降，也导致TPRK术后干眼的发生。

【典型病例：TPRK术后干眼】

1. 基本情况　患者女性，34岁，空中乘务员。

主诉：双眼TPRK术后眼干、疼痛、睁眼困难1个月。

现病史：患者1个月前行双眼TPRK手术，术后出现眼部干涩、疼痛、睁眼困难等症状，予以眼部热敷、0.3%玻璃酸钠滴眼液每日4次，0.1%氟米龙滴眼液每日3次等治疗，未见明显好转。患者要求改善干涩症状，再次就诊，诊断为"双眼TPRK术后干眼"。否认高血压、糖尿病等全身病史，无烟酒等不良嗜好。

2. 眼科检查　双眼裸眼视力1.0，眼压，OD13mmHg，OS11mmHg。右眼睑缘轻度充血，睑板腺开口可见脂帽，挤压眼睑后，睑酯评分1分，下睑缘泡沫样分泌物。结膜轻度充血(+)，下方角膜荧光染色点≥30个，融合成片状(图2-5-1，图2-5-2)，前房深度适中，虹膜纹理清晰，瞳孔圆，直径约3mm，光反射存在，晶状体透明，眼底未见明显异常。左眼睑缘轻度充血，睑板腺开口部分堵塞，挤压眼睑后，睑酯评分1分，下睑缘少量泡沫样分泌物。结膜轻度充血(+)，下方角膜荧光染色点≥30个(图2-5-3，图2-5-4)，融合成片状，前房深度可，虹膜纹理清晰，瞳孔圆，直径约3mm，光反射存在，晶状体透明，眼底未见明显异常。

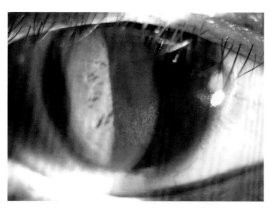

图2-5-1　右眼TPRK术后1个月，角膜上皮点、片状糜烂

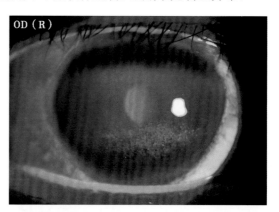

图2-5-2　右眼TPRK术后1个月，角膜荧光染色点≥30个，融合成片状

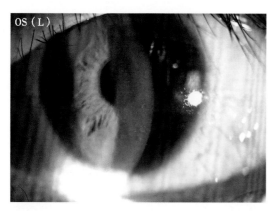

图2-5-3　左眼TPRK术后1个月，角膜上皮点状糜烂

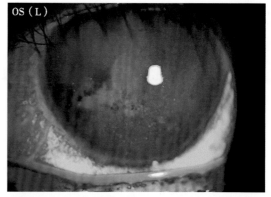

图2-5-4　左眼TPRK术后1个月，角膜荧光染色点≥30个，融合成片状

3. 辅助检查

(1) OSDI问卷评分：24分。

(2) LipiView® 眼表面干涉仪检查：右眼平均脂质层厚度为34nm，左眼平均脂质层厚度为75nm(图2-5-5)。

(3) Keratograph 5M眼表分析仪：双眼上、下睑板腺均存在不同程度扭曲、缺失及缩短，部分腺管扩张(图2-5-6)。

(4) 泪液分泌试验(无表面麻醉)：右眼1mm，左眼3mm。

(5) 泪膜破裂时间：右眼2秒，左眼3秒。

4. 临床诊断　①双眼干眼；②双眼TPRK术后；③双眼睑板腺功能障碍(MGD)。

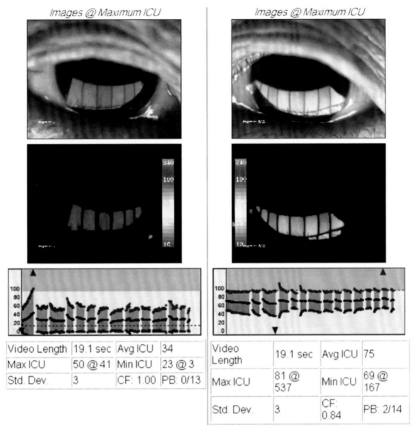

图 2-5-5　LipiView® 眼表面干涉仪检查
示右眼平均脂质层厚度为 34nm，左眼平均脂质层厚度为 75nm。

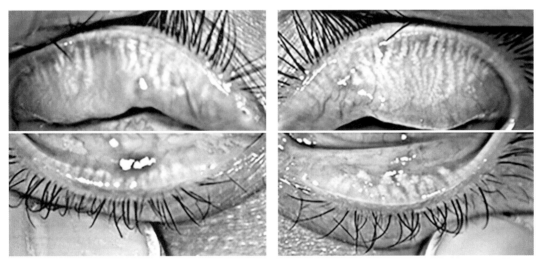

图 2-5-6　双眼上、下睑板腺存在不同程度扭曲、缺失及缩短，部分腺管扩张

5. 诊治经过

（1）处理：①建议患者调整作息规律，减少用眼时间。②加用促眼表修复滴眼液。目前

用药：0.3% 玻璃酸钠滴眼液每日 4 次、0.1% 氟米龙滴眼液每日 4 次、小牛血去蛋白提取物眼用凝胶每晚 1 次。③行眼部热敷 + 睑板腺按摩治疗，每日 4 次，每 1～2 周 1 次。④行双眼 LipiFlow® 热脉动治疗仪治疗。

（2）随访及预后：治疗 2 个月后，患者自觉症状明显好转，睑板腺分泌物性状得到改善，泡沫样分泌物消失，OSDI 问卷评分 6 分。泪膜脂质层厚度：OD72nm，OS83nm。Schirmer I 试验：OD8mm，OS7mm。BUT：OD9 秒，OS11 秒，患者症状及体征均有所改善。

【经验分享】

表层角膜切削术后干眼，除出现传统干眼的症状和体征外，还可能存在与角膜神经损伤相关的眼部疼痛。大部分表层角膜切削术后干眼为轻、中度，具有自限性，随着角膜神经支配的重新建立和眼表损伤的修复而逐渐减轻以至痊愈，术中应注意尽可能减少角膜神经损伤，保护睑板腺功能，减少杯状细胞丢失等。女性、高海拔、术前干眼及睑板腺功能障碍、长期配戴角膜接触镜、长期使用含防腐剂滴眼液和长期使用视频终端等人群是表层角膜切削术后干眼发生的易发人群，这部分人群的眼表通常更为脆弱，应避免长期、频繁使用含防腐剂的眼药，首选不含防腐剂的滴眼液。术前常规对眼表进行评估和干预，去除原发病因，缓解眼部症状，恢复泪液成分，积极保护视功能。

（赵少贞）

第三章 LASIK 和 FS-LASIK 手术相关并发症

第一节　LASIK 和 FS-LASIK 手术相关并发症概述

准分子激光原位角膜磨镶术（laser in situ keratomileusis，LASIK）自 20 世纪 90 年代引入临床应用以来，已迅速成为最常见的屈光手术之一。它目前已经广泛用于治疗近视、远视和散光。由于 LASIK 手术具有视力恢复快、术后视力预测性高、疼痛轻和视觉质量好等几个优点，迄今为止它仍然是最常用的屈光手术之一。

LASIK 手术在采用准分子激光进行角膜组织消融之前，需要制作约 8mm 直径的带蒂角膜瓣。早先的角膜瓣采用微型角膜刀进行制作，2000 年飞秒激光用于辅助制作角膜瓣通过美国 FDA 的认证，飞秒激光辅助制瓣准分子激光原位角膜磨镶术（femtosecond laser assisted laser in-situ keratomileusis，FS-LASIK）。即飞秒激光辅助制作的角膜瓣较机械微型角膜刀制作的角膜瓣在准确性、安全性等方面都有了很大提高，应用也越来越广泛。

尽管飞秒激光辅助制作角膜瓣的安全性得到了提高，但术中或术后的并发症仍可能发生。LASIK 术中的并发症包括：负压丢失导致的不完全角膜瓣、薄瓣和钮孔瓣、角膜瓣分离时破裂、前房内气泡和角膜瓣下不透明气泡层（opaque bubble layer，OBL）、角膜上皮缺损、出血和层间异物残留等。术后的并发症与机械角膜微型板层刀辅助的 LASIK 相似。

角膜屈光手术是锦上添花的手术，任何的手术并发症都可能引起患者的不满或抱怨乃至影响生活，因此，我们在设计以及进行手术的过程中，要预防相关的并发症发生，要懂得并发症发生的相关原理和预防方法，以及在发生并发症之后能妥善处理，争取不影响预后或尽量对患者的预后影响小，这样才能使该手术健康发展，更好地为屈光不正患者带来更好的生活质量。

（高　华）

第二节　角膜上皮植入

【概述】

随着 LASIK 手术的普及，术后角膜上皮植入的病例时有发生，部分患者由于未能得到及时诊断和处理，造成了较差的术后结果，使上皮植入成为 LASIK 手术比较棘手的并发症之一。上皮植入分型如下：按上皮植入距角膜中央的距离和范围分为周边型、旁中央型、中央型，按照角膜上皮植入发展的速度分为进展型、稳定型、静止型。

角膜上皮植入发生的确切病因尚不十分清楚，目前认为其发生原因可能有：①上皮细胞脱落，上皮细胞由角膜瓣边缘长入；②手术器械将上皮细胞带入角膜层间；③角膜瓣下冲洗不彻底；④此外，眼外伤、上皮基底膜营养不良及术前使用过多表面麻醉药滴眼也可能是上皮植入的危险因素。

　　角膜上皮植入一般于术后几周内发生，常见于角膜瓣的边缘，多数情况下植入的角膜上皮侵入角膜瓣边缘 1～2mm 即停止，甚至有逐渐被吸收的趋势，对角膜瓣的愈合和术后视力无明显影响，少数生长迅速，进行性长入角膜层间，导致角膜瓣部分隆起、水肿、混浊，角膜瓣失去营养支持，引起局部角膜基质融解和角膜瓣缺损，不规则散光明显，造成严重的视力损害。

　　早期诊断和及时处理上皮植入对于提高术后疗效和安全性有非常重要的意义。多数上皮植入属于周边型且非进展型，对视力无明显影响，可自限，若遇到严重影响视力的旁中央型、中央型及进展型上皮植入病例，应积极掀瓣刮除植入上皮和局部 PTK 治疗，此为帮助患者视力恢复的首选治疗手段。

【典型病例 1：LASIK 术后角膜上皮植入】

1. 基本情况　患者男性，18 岁，学生。

主诉：双眼 LASIK 术后 21 天，右眼眼磨、视物模糊 10 天。

现病史：患者 21 天前因双眼屈光不正于当地医院行双眼 LASIK 手术，术后 10 天于当地医院第一次复诊，双眼裸眼视力 0.12，当地医院检查为"双眼角膜上皮缺损"，予"妥布霉素地塞米松滴眼液每日 5 次、左氧氟沙星滴眼液每日 5 次"治疗，视力逐渐提高；18 天前当地医院第二次复诊，双眼裸眼视力 0.8，当地医院检查为"右眼条状上皮过度增生"，更改用药为"妥布霉素地塞米松滴眼液每小时 1 次 ×6 次、0.1% 玻璃酸钠滴眼液每小时 1 次 ×6 次"，其间无明显不适；10 天前出现右眼眼磨、视力下降明显，当天于当地医院第三次复诊，裸眼视力右眼 0.5，左眼 0.8，当地医院医生嘱继续当前用药，无明显改善。2 天前再次当地医院复诊，当地医院医生建议转诊我院。

2. 眼科检查　裸眼视力，右眼（OD）0.5，左眼（OS）1.0。右眼结膜充血 +，角膜瓣中央皱褶明显，位于瞳孔区域，角膜层间有上皮植入，余角膜透明（图 3-2-1）；左眼角膜下方层间有上皮植入，下方角膜瓣有融解，角膜荧光素钠染色 +，中央角膜透明（图 3-2-2），余前节（－）。非接触式眼压计测量眼压：OD14mmHg，OS10mmHg。

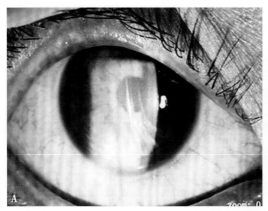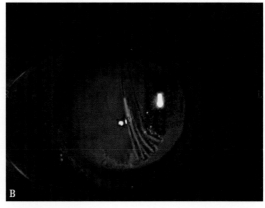

图 3-2-1　右眼治疗前眼前节照相

中央区及下方可见角膜瓣皱褶。

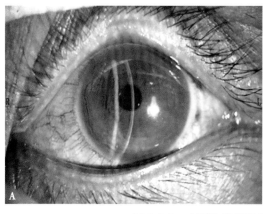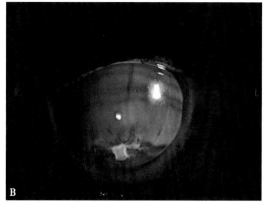

图 3-2-2　左眼治疗前眼前节照相,下方可见上皮植入

3．辅助检查　角膜共聚焦显微镜检查:双眼病灶区扫描可见基质层间上皮细胞分布,深基质层、内皮层未见明显异常(图 3-2-3)。

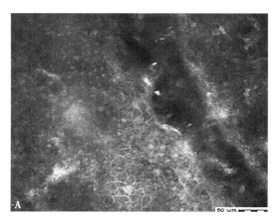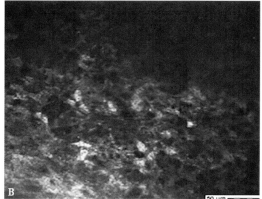

图 3-2-3　双眼治疗前角膜共聚焦显微镜检查

角膜 OCT:右眼角膜瓣褶皱,层间灰白色混浊,左眼角膜瓣皱褶,层间灰白色混浊(图 3-2-4)。

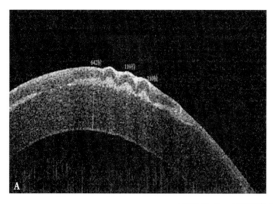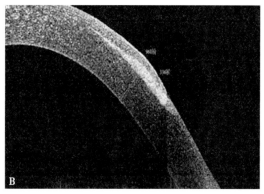

图 3-2-4　双眼治疗前角膜 OCT 检查

角膜地形图：双眼地形图不规则（图 3-2-5）。

双眼黄斑 OCT：未见明显异常。

泪液分泌试验：OD2.5mm/5 分钟，OS6.5mm/5 分钟。

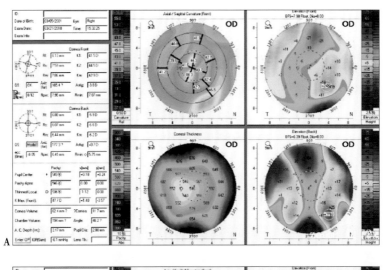

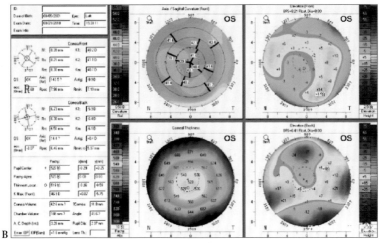

图 3-2-5　双眼治疗前角膜地形图检查

4. 临床诊断　①右眼角膜瓣皱褶，②双眼角膜层间上皮植入，③左眼角膜瓣融解，④双眼 LASIK 术后。

5. 诊治经过

（1）手术治疗：患者入院后积极完善相关检查，分别行"右眼角膜瓣复位术 + 角膜层间冲洗术 + 角膜病灶刮除术 +PTK"，及"左眼角膜层间冲洗术 + 角膜病灶刮除术 +PTK"，术后予抗炎及预防感染治疗，病情好转后摘除角膜绷带镜。

（2）随访及预后：术后 2 周和 1 个月复查。术后 2 周眼前节照相、角膜地形图、OCT 分别见图 3-2-6～图 3-2-8。1 个月后复查眼部检查：视力 OD0.8，OS1.0，眼压，OD16mmHg，OS17mmHg。双眼结膜无充血，角膜瓣在位，愈合好，对位好（图 3-2-9，图 3-2-10）。

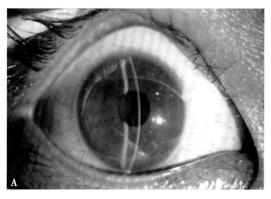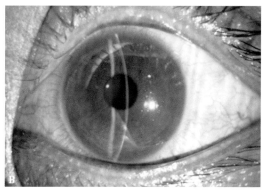

图 3-2-6　双眼治疗 2 周后眼前节照相

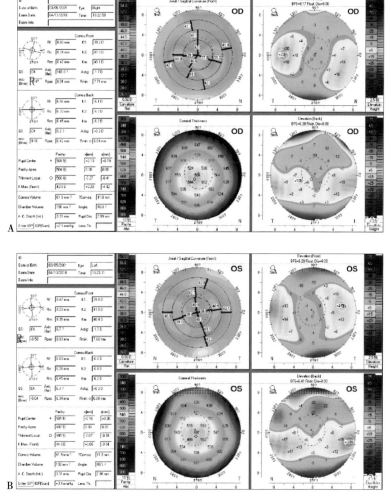

图 3-2-7　双眼治疗 2 周后角膜地形图

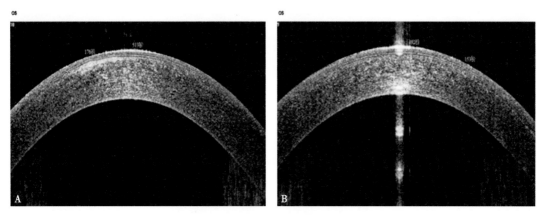

图 3-2-8　双眼治疗 2 周后 OCT

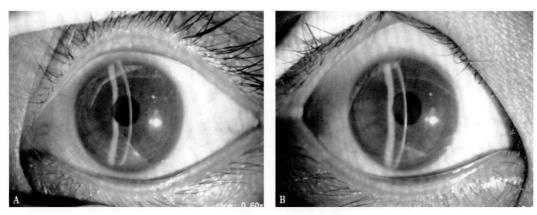

图 3-2-9　双眼治疗 1 个月后眼前节照相

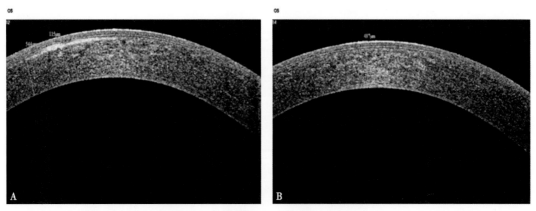

图 3-2-10　双眼治疗 1 个月后角膜 OCT

【经验分享】

　　针对引起角膜上皮植入的可能原因，尽量预防其发生是极其必要的：术前详细排查上皮功能不良情况，术中有限度地使用表面麻醉剂及轻柔地操作角膜瓣，角膜瓣下冲洗仔细彻底且术中尽量避免角膜上皮及角膜瓣水肿，复位角膜瓣要严密。对于植入区域大于2mm，引起不规则散光，甚至发生角膜瓣融解的上皮植入，应积极掀瓣刮除植入的上皮，必要时辅助以局部 PTK 治疗。若手术处理后上皮植入反复发生且伴有严重的角膜瓣融解可考虑去除角膜瓣。

（高　华　刘明娜）

【典型病例2：FS-LASIK 术后角膜上皮植入】

1. 基本情况　患者女性，23 岁，学生。

主诉：左眼 FS-LASIK 术后一个月，畏光，重影，视力逐渐下降。否认外伤史。

现病史：一个月前曾在外院行双眼 FS-LASIK 手术，术中角膜上皮松弛，术后第一天左眼畏光明显。术后一周右眼裸眼视力 1.0，左眼 0.6，畏光，重影。术后一直局部用药包括氟米龙、左氧氟沙星、重组牛碱性成纤维细胞生长因子、阿托品等滴眼液。近日视力下降明显来我院就诊。

2. 眼科检查　裸眼视力，OD1.0，眼前节、前房均未见异常。OS0.1（小孔镜视力0.3），结膜轻度充血 +，无分泌物，角膜上皮完整，角膜下方二分之一区域混浊、不均匀上皮植入，下方角膜瓣边缘局部混浊融解，瞳孔药物性散大，未见 KP。眼压：OD11mmHg，OS15mmHg。

3. 辅助检查　就诊时左眼眼前节照相（图 3-2-11，图 3-2-12），局部有混浊。

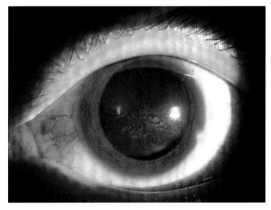

图 3-2-11　左眼治疗前前节照

角膜瓣层间混浊伴有上皮植入，下方角膜边缘局部混浊、融解。

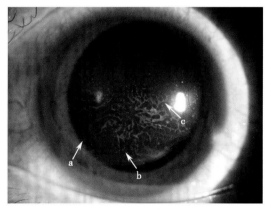

图 3-2-12　左眼治疗前放大前节照

结膜充血，角膜轻度水肿，下方区域角膜不均匀混浊，下方角膜缘不整齐；a. 角膜层间局部大片上皮植入，b. 下方角膜瓣边缘混浊、不规整和融解，c. 角膜瓣基本对位。

4. 临床诊断　①左眼角膜上皮植入，②左眼角膜瓣边缘融解，③双眼 FS-LASIK 术后。

5. 诊治经过

（1）局部表面麻醉，左眼角膜瓣掀开后行上皮植入刮除术联合 PTK，对合角膜瓣切口，角膜瓣对位术，术毕覆盖角膜绷带镜。建议术后随诊复查。

（2）随访及预后

第一次复查：术后 1 天复查裸眼视力 OS0.5，畏光明显，结膜轻度充血 +，角膜瓣对位好，绷带镜在位。医嘱妥布霉素地塞米松滴眼液每日 4 次，7～10 天后停用；改为 0.1% 氟米龙滴眼液每日4次，一周，每日3次，一周，每日2次，一周，每日1次，一周后停用；玻璃酸钠滴眼液每日4次，更昔洛韦眼用凝胶每晚1次。注意眼压，2~3周摘角膜绷带镜，随诊。补充诊断：左眼上皮植入刮除术，左眼PTK。

第二次复查：术后10天复查裸眼视力，OS0.7（小孔镜视力0.8），眼压，OD12mmHg，OS14mmHg。左眼结膜轻度充血+，上皮完整，未见新的上皮植入，瓣对位好（图3-2-13，图3-2-14），未见KP。继续0.1%氟米龙滴眼液每日3次，一周，每日2次，一周，每日1次，一周后停用，玻璃酸钠每日4次，更昔洛韦凝胶每晚1次。注意眼压。2~3周摘绷带镜。

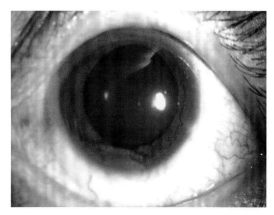

图3-2-13　左眼治疗后第10天前节照
角膜瓣对位好，局部轻度混浊，角膜不水肿，瞳孔散大。

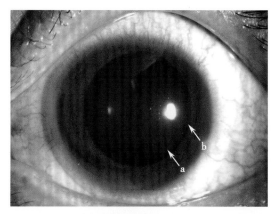

图3-2-14　左眼治疗后第10天放大前节照
角膜瓣对位好，层间透明未见新的上皮植入和内生；a.下方角膜边缘局部轻度混浊，b.角膜瓣对位好。

第三次复查：术后30天复查，绷带镜十天前已经取出。裸眼双眼视力1.0，眼压，OD14mmHg，OS16mmHg。结膜不充血，上皮完整，角膜透明，瓣对位好（图3-2-15，图3-2-16），未见KP。停0.1%氟米龙滴眼液，玻璃酸钠滴眼液继续应用，每日4次。

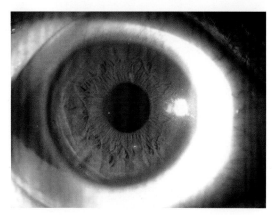

图3-2-15　左眼治疗后第30天前节照
角膜透明，瓣对位好。

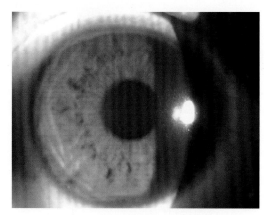

图3-2-16　左眼治疗后第30天放大前节照
角膜透明，角膜瓣对位好。

【经验分享】

　　FS-LASIK角膜上皮植入的形态有各种各样，外伤后是最常见的因素。本病例植入的原因主要是由于术中角膜上皮松弛，术后水肿导致瓣对合不好，松弛上皮广泛植入瓣下层间并且生长，导致角膜混浊、水肿，视力受到严重影响。内生角膜上皮处理不及时影响局部瓣上和瓣下组织的代谢、营养，导致角膜融解。手术操作特别注意动作轻柔，刮除干净植入上皮，并不能损伤角膜基质组织，特别是中央区，角膜瓣良好对位。对于薄角膜瓣或者术中发现上皮疏松的患者延长绷带镜配戴时间。

　　本病例无外伤史。上皮植入原因不确定，但是与患者术中角膜上皮松弛，术后第一天左眼畏光明显有关。术后一直视力下降、重影、畏光，并逐渐加重。裂隙灯检查可见角膜层间广泛上皮植入以及下方瓣的边缘局部角膜部分融解。手术分几步进行：①掀开角膜瓣，刮除瓣上瓣下植入角膜上皮；② PTK 局部激光来平整基质床面和避免残留上皮细胞；③对合角膜瓣切口并准确复位。④覆盖角膜绷带镜。术后局部应用糖皮质激素 1 个月，逐渐减量，来避免新的上皮植入、融解和减轻角膜局部瘢痕。

　　注意点：①角膜瓣掀开、复位操作轻柔，上皮刮除和冲洗干净，避免角膜上皮再次植入；②局部激素使用 1 个月左右，以减轻局部瘢痕形成；戴绷带镜 10～20 天左右，保护上皮，减轻局部刺激症状，使得视力恢复更好；③屈光手术后除了极其特殊病例，早期尽量不用促进角膜上皮和成纤维细胞修复药物，避免上皮过度增生；④对于术前长期配戴隐形眼镜的患者，手术前可以用玻璃酸钠滴眼液和注意眼部保护。

（李　莹）

第三节　LASIK 术后角膜穿孔

【概述】

　　LASIK 术后角膜穿孔多见于术后角膜尤其是角膜瓣下基质床变薄，抗张力减弱，不足以抵御眼内压力的作用而致使基质床破裂、穿孔，是 LASIK 术后最严重的并发症之一，多见于 LASIK 术后继发圆锥角膜。

【典型病例：LASIK 术后角膜穿孔】

1. 基本情况　患者男性，31 岁。

主诉：双眼视力下降 3 年，右眼热泪流出 3 天。

现病史：16 年前曾在外院行双眼 LASIK 手术，术后双眼视力 1.0。患者 3 年前出现双眼视力下降，戴镜矫正自觉视力提高不明显。外院就诊，诊断双眼继发圆锥角膜，建议系统检查及治疗，患者未诊治；3 天前揉眼后伴热泪流出，遂就诊于本院。

2. 眼科检查　裸眼视力，OD 指数（FC）/20cm（矫正视力不提高），OS0.5，显然验光，左眼 −3.75DS/−1.75DC×100=0.6，右眼下睑见睫毛刺向眼球，睑缘无溃疡及分泌物，结膜充血 ++，无分泌物，全角膜水肿，中央可见后弹力层破口，范围约 1.5mm，周边水肿，角膜 12：00 至 6：00 位见弧形角膜基质混浊，宽约 0.5mm，前房中等深度（图 3-3-1），左眼

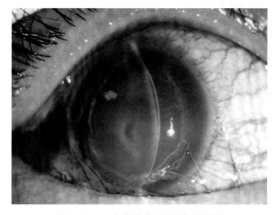

图 3-3-1　治疗前右眼眼前段照相
角膜水肿，后弹力层破口。

角膜透明，前房中等深度，余眼前节（-）。右眼眼底网膜在位，细节视欠清；左眼眼底检查未见异常。眼压：OD13mmHg，OS14mmHg。

3. 辅助检查　眼轴：OS25.6mm。

角膜地形图：OD，K1 49.2D，K2 62.5D，右眼角膜最薄处厚度为 769μm（图 3-3-2）；OS，K1 45.6D，K2 46.3D，左眼角膜最薄处为 443μm。

角膜 OCT：右眼角膜后弹力层可见破口（图 3-3-3）。

眼部 B 超示：右眼脉络膜水肿，右眼睫状体脉络膜上腔渗漏？

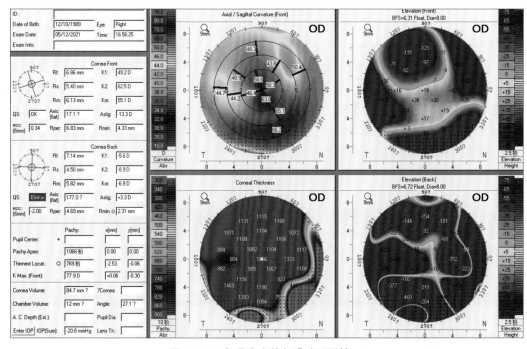

图 3-3-2　右眼治疗前角膜地形图情况

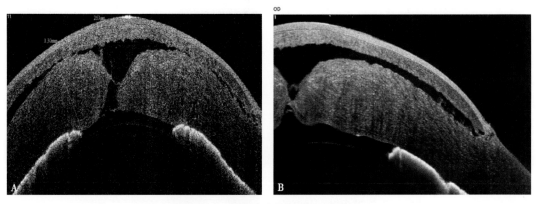

图 3-3-3　右眼治疗前角膜 OCT 情况

4. 临床诊断　①右眼角膜穿孔，②双眼继发圆锥角膜，③右眼下睑内翻，④双眼 LASIK 术后。

5. 诊治经过

（1）局部清洁点眼，行右眼穿透性角膜移植术（植床 / 植片：8.75mm/9.0mm），术后予妥布霉素地塞米松眼膏每日 4 次，重组牛碱性成纤维细胞生长因子眼用凝胶每日 4 次，盐酸卡替洛尔滴眼液每日 2 次，包患眼。

（2）随访及预后：右眼术后 5 天裸眼视力 0.2，眼压 13mmHg，角膜上皮愈合完整，植片透明，植片与植床对合好，缝线在位不松，予调整糖皮质激素为妥布霉素地塞米松眼膏每日 2 次，氧氟沙星眼膏每日 2 次，重组牛碱性成纤维细胞生长因子眼用凝胶每日 4 次，口服醋酸泼尼松片免疫抑制治疗。

术后 1 个月复诊：裸眼视力 OD0.2，电脑验光，−5.5DS/−5.0DC×30=0.3。角膜上皮愈合完整，植片透明，植片与植床对合好，缝线在位不松，晶状体透明（图 3-3-4）。

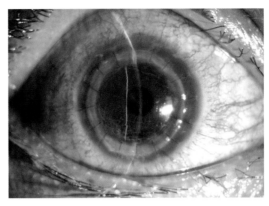

图 3-3-4　术后 1 个月复查眼部情况，植片透明

【经验分享】

圆锥角膜是以角膜扩张变薄并向前呈锥形突出为特征的一种眼病。本病常造成高度不规则散光，晚期视力显著下降而致盲；部分患者会出现急性角膜水肿，形成瘢痕。本病多于青春期发病，是我国重要性致盲性眼病之一。但我国一直缺乏大样本圆锥角膜的流行病学数据，仅有 2011 年北京调查了 3 468 名，50 岁以上个体显示圆锥角膜的发病率在 0.9%±0.2%。易发生圆锥角膜的因素：全身疾病和生理状态因素（如唐氏综合征、结缔组织疾病、Ehler-Danlos 综合征和 Leber 先天性黑矇、妊娠等）、眼部因素（如长期揉眼、过敏性结膜炎、松弛眼睑综合征）等。

本例患者为 LASIK 术后继发性圆锥角膜，该患者因为揉眼导致后弹力层破裂和角膜穿孔。诊断要点：①病史，LASIK 术后视力逐渐下降，特别是框架眼镜矫正不理想、眼部过敏和揉眼史；②进行性近视、不规则散光；③裂隙灯下典型的角膜变薄锥形前突和圆锥角膜的特异性体征；④典型的圆锥角膜地形图改变；⑤角膜 OCT 对角膜凸出度和厚度分析；⑥有条件的单位可行角膜生物力学和共焦显微镜检查。

此患者就诊时因后弹力层破裂且角膜已经穿孔，高度水肿，因此采取积极的穿透性角膜移植手术。术后常规局部给予抗排斥反应药物治疗。同时密切随诊对侧眼，必要时给予相应角膜胶原交联、RGP 等治疗。值得注意的是，对于角膜屈光手术后的患者嘱咐不要揉眼，定期复查。

（高　华）

第四节　角膜瓣异常

【概述】

机械刀制瓣时代角膜瓣异常的发生率较高，不全瓣、纽扣瓣、游离瓣甚至碎瓣都时有发生。随着飞秒设备的出现并不断改进和优化，现在飞秒激光制瓣的安全性已经越来越高，极少出现制瓣的异常。但制瓣过程中的意外还是有可能导致角膜瓣异常,这些异常可能是边切不完整、制瓣不完全、游离瓣、制瓣过程出现黑斑、角膜瓣分离破损等。角膜瓣边切不全发生的原因包括:①激光参数设置错误导致边切不够;②激光扫描过程中由于眼球转动导致边切不够。无论什么原因,一旦发生应该仔细了解发生的原因,评估边切不全的范围和程度,对于比较大范围边切不全的情况可以采取适当缩小扫描区域直径 0.5~1.0mm,重新对位启动激光再次完成边切;对于较小范围的边切不全可以采用角膜剪剪开边切完成手术。

【典型病例:FS-LASIK 术后角膜瓣异常】

1. 基本情况　患者女性,22 岁。

现病史:因双眼屈光参差,右眼弱视要求左眼屈光手术矫正。

术前基本资料:屈光度,OD-1.25DS=0.3,OS-7.50DS/-0.50DC×170=1.2;左眼其他数据,角膜厚度 544μm,角膜直径 11.76mm,角膜曲率 40.9D×3,41.4D×93。

2. 手术过程　左眼 FS-LASIK 手术,视区 6.3mm,角膜基质残留厚度 316μm。采用 VISUALMAX 系统进行飞秒制瓣。手术设计:角膜瓣厚度 110μm,角膜瓣直径 8.0mm;用 FLAP2.0 程序进行飞秒制瓣,常规对位吸引启动飞秒激光,在完成 1/2 左右扫描的时间点患者开始上抬下颌,导致 6:00 角膜方向扫描区域出现水迹进入(图 3-4-1),虽及时制止头部移动,并完成飞秒扫描和边切,但是由于角膜 6:00 方向水迹进入,飞秒没有能够完成全部的边切,形成飞秒角膜瓣边切不全(图 3-4-2)。手术图如下:

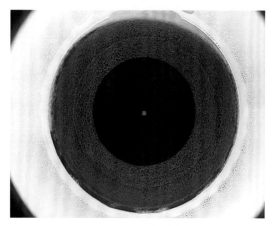 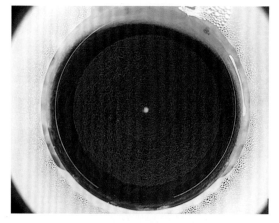

图 3-4-1　6:00 位角膜出现水迹　　　　图 3-4-2　角膜瓣 5:00 至 7:00 位边切不全

立即在显微镜下分离大部分的角膜瓣,残留 5:00 到 7:00 位角膜瓣边缘无法钝性分离,随即采用角膜弧形剪沿角膜瓣的边缘剪开角膜瓣(图 3-4-3),并在顺利完成准分子激光切削后准确对位复瓣,完成手术治疗(图 3-4-4),覆盖角膜绷带镜。术后第二天复查,左眼裸眼视力 1.2,检查角膜瓣对位好并基本愈合,摘掉绷带镜。

【经验分享】

飞秒激光制瓣过程中由于患者配合不当是有可能发生角膜瓣边切不全的。术前良好的医患沟通缓解紧张情绪,使之积极配合完成手术。医生也需要密切观察飞秒扫描过程,一旦出现异常积极干预,避免角膜瓣异常的发生。一旦出现角膜瓣异常,应该仔细寻找病因,并针对不同情况采取不同方法进行处置,重新扫描或者锐性分离都是解决角膜瓣边切不全的有效方法。

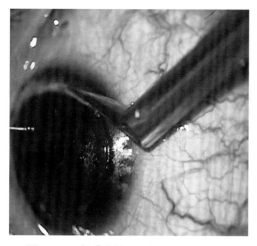 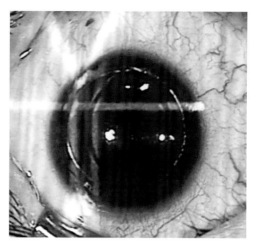

图 3-4-3　角膜剪剪开边切不全的角膜瓣　　　　图 3-4-4　完成准分子扫描后复位角膜瓣

（邓应平）

第五节　感　　染

【概述】

随着角膜屈光手术技术的发展，角膜屈光手术的手术量逐年增加，屈光术后感染的病例也时有报道。常见的致病菌以革兰氏阳性菌和 / 或非典型分枝杆菌和真菌为主，当感染累及光学区时，常导致显著视力下降，预后不佳。因此，要加强角膜屈光手术围手术期管控，早期发现问题，积极处理，尽可能挽救患者视力。

【典型病例：LASIK 术后感染性角膜炎】

1. 基本情况　患者男性，20 岁，学生。

主诉：双眼 LASIK 术后畏光、流泪、视力下降 5 天。

现病史：患者 6 天前外院行双眼 LASIK 手术，手术顺利，术后第一天复查觉双眼眼红、畏光、流泪，检查视力 0.6，双眼角膜多处白色浸润、混浊，病灶大小不一，病灶达前基质层，诊断为双眼 LASIK 术后角膜感染。行角膜瓣下冲洗联合局部及全身广谱抗生素治疗，治疗 48 小时后观察角膜浸润无明显减轻，遂至我院就诊。

2. 眼科检查　双眼裸眼视力：指数。结膜囊大量脓性分泌物，结膜混合充血 +++，角膜基质多个混浊浸润灶，角膜水肿明显，局部坏死（图 3-5-1）。

3. 辅助检查　角膜共聚焦显微镜：角膜基质大量圆形高反光炎性细胞浸润（图 3-5-2）。细菌培养：非典型分枝杆菌（图 3-5-3）。

4. 临床诊断　①双眼细菌性角膜炎，②双眼 LASIK 术后。

5. 诊治经过

（1）处理：立即停用糖皮质激素滴眼液。

（2）取坏死组织及分泌物送检查病原体；使用 0.8% 的阿米卡星角膜瓣下冲洗；每天冲洗 1 次，3 次。

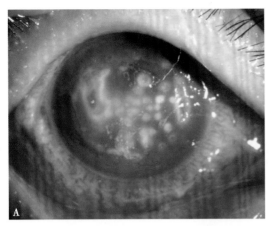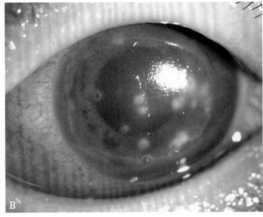

图 3-5-1　治疗前前节照相

就诊时双眼角膜多个混浊浸润病灶，局部融解坏死，右眼重（A. 右眼；B. 左眼）。

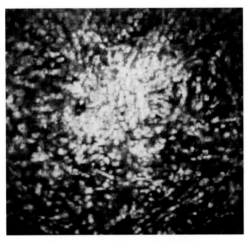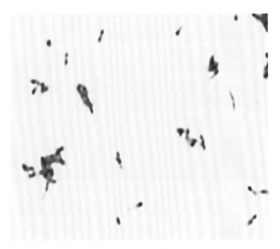

图 3-5-2　共聚焦显微镜检查　　　　　　　　图 3-5-3　细菌培养

（3）局部和全身联合足量应用广谱抗生素，第四代广谱抗生素氟喹诺酮类（加替沙星）和 0.25% 阿米卡星滴眼液局部交替频点，10～15 分钟一次，1～2 小时，然后可以半小时 1 次，1～2 天。以后根据病情调整给药次数和频率。同时可以结膜下给予 0.8% 阿米卡星 0.3～0.5ml，每日 1～2 次；阿托品散瞳，每日 2 次。左氧氟沙星片口服，0.5g，每日 1 次，4 天。

（4）随访及预后：治疗 48 小时后，双眼结膜充血及角膜混浊和水肿减轻（图 3-5-4）。以后几乎每天检查，眼部情况未见加重。治疗 23 天后右眼视力恢复至 0.1，左眼 0.6，局部感染控制后，加用局部糖皮质激素；治疗 4 个月后，右眼视力提高至 0.3，左眼至 1.0，残留局部角膜混浊（图 3-5-5）。

【经验分享】

角膜屈光手术后感染是屈光手术严重的并发症，细菌感染较为常见。其次是真菌感染。随手术量增加，感染时有发生，国内文献报道感染的发生率约为 0.02%～0.1%。一旦发生感染，要尽快明确病原菌诊断，对因对症治疗。

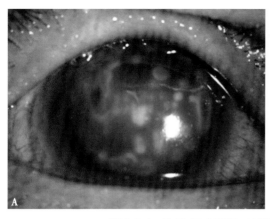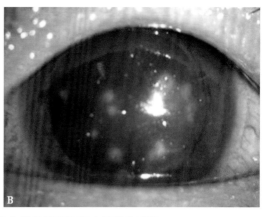

图 3-5-4　治疗 48 小时后,结膜充血及角膜混浊和水肿较前减轻

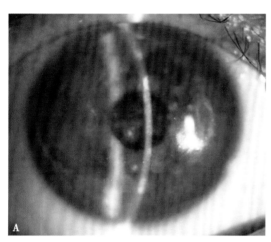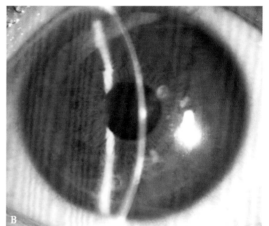

图 3-5-5　治疗 4 个月后,角膜水肿消退,角膜残留局部点片状混浊(角膜斑翳)

感染原因主要包括:①手术操作,围手术期眼部清洁不佳、抗生素使用不正确、器械消毒不严格或者手术中上皮缺损等;②眼表异常,如术前干眼、长期配戴接触镜、过敏、睑缘炎,术后揉眼、异物进入、眼外伤等;③高危人群,居住环境卫生条件差,抵抗力低或全身疾病如发热、感冒、疲劳、糖尿病、经期等。

如发现 LASIK 术后患者出现角膜层间单一或多发性局限性浸润灶,应高度怀疑感染,在出现症状后尽早掀开角膜瓣刮片取样做培养,并冲洗角膜基质床。三代(左氧氟沙星)、四代(加替沙星)氟喹诺酮类频点(怀疑或者确诊分枝杆菌感染建议用阿米卡星)对 LASIK 术后感染的病原微生物有很好的针对性。如确诊真菌感染可用那他霉素、两性霉素 B、伏立康唑或氟康唑等抗真菌滴眼液,必要时口服抗真菌药物伊曲康唑,一般不超过两周并严密观察肝肾功能。

确诊为单纯细菌感染局部冲洗或结膜下给药是非常必要的,根据严重程度可以进行多次层间冲洗。如角膜瓣或帽坏死、黏附性差或瓣穿孔,可以剪开去除角膜瓣(但尽量保留,以便后期再次治疗)。晚期恢复阶段眼局部滴糖皮质激素,以减轻瘢痕,建议感染控制后1~2周后使用,过早应用容易造成细菌或者真菌的隐匿、突发和迁延;晚期手术区域局部或者全部混浊、角膜变薄或者膨隆,严重影响视力,最终须行深板层或全层角膜移植手术。

术后早期出现的感染往往会导致严重的视力减退,而在感染控制后通常会留下不同程度角膜混浊,轻度影响视力;重症者可以引起前房积脓、角膜融解和穿孔,严重影响视力,最终多需要角膜移植来提高视力。因此,预防术后感染更为重要。

预防:术前按医嘱眼局部应用抗生素,一般首选氟喹诺酮类滴眼液或氨基糖苷类滴眼液;对于术前存在干眼、长期配戴接触镜、睑板腺功能障碍、眼睑闭合不好等情况高危人群需要手术前干预,眼局部使用玻璃酸钠、角膜上皮保护等药物;术中手术器械严格消毒和无菌操作,眼部冲洗液中、手术冲洗液中加入适量抗炎药物,如妥布霉素 20mg(或阿米卡星注射液 2ml)加入 500ml 林格液体中;围手术期不要揉眼;特别是术后前三天眼部不要进入脏水和异物,避免眼外伤;对于术前干眼明显、眼表有炎症、环境不卫生、发热等高危人群,建议治疗后情况改善再行手术。

(阳　珊　姜　洋　李　莹)

第六节　免疫性角膜炎

【概述】

免疫性角膜炎是角膜屈光术后早期并发症之一,是一种眼表非感染性炎症过程。患者一般症状轻或无症状,常出现在术后 1~6 天,可见于 LASIK 术后,也可见于 SMILE、LASIK 二次治疗和掀开角膜瓣处理层间上皮内生等相关板层角膜屈光手术后。由于致病因素的性质和程度不同,机体状态不一(免疫状态、反应性),引起炎性反应的程度也各不相同:边缘性角膜炎表现为周边角膜局限性的基质浸润,浸润区与角膜缘之间有透明带;弥漫性层间角膜炎(diffuse lamellar keratitis,DLK),多表现为非感染性弥漫性角膜瓣下或帽下炎症细胞浸润、细小白色颗粒样混浊。

【典型病例 1:LASIK 术后免疫性角膜炎】

1. 基本情况　患者女性,35 岁。

主诉:双眼 LASIK 术后 4 天,眼痛伴视力下降 2 天。

现病史:患者 4 天前因"双眼屈光不正"于外院行"双眼 LASIK",术前度数不详,手术顺利,术后第一天裸眼视力恢复 1.2,使用"氟米龙滴眼液、左氧氟沙星滴眼液、重组牛碱性成纤维细胞生长因子眼用凝胶"对症治疗,2 天前晚上用眼过度后当晚自觉眼痛,未行特殊处理。

2. 眼科检查　裸眼视力 OD0.2,显然验光,-1.00DC×160=0.8;眼压 OD11mmHg,结膜混合充血,2:00 至 11:00 位均可见灰白色环形浸润,最宽约 3.5mm,未累及瞳孔区,中央角膜尚透明(图 3-6-1),前房中等深度,房闪(++),细胞(++),虹膜纹理清,瞳孔圆形,直径约 3mm,对光反射(+),晶状体透明,小瞳下视盘色界可,视网膜在位。

裸眼视力 OS0.4,显然验光,+1.00DS/-1.00DC×160=1.0⁻;眼压 10mmHg,结膜混合充血,1:00 至 11:00 位均可见灰白色环形浸润,最宽约 3mm,中央角膜尚透明,前房中等深度,房闪(++),细胞(++),虹膜纹理清,瞳孔圆形,直径约 3mm,对光反射(+),晶状体透明,小瞳下视盘色界可,视网膜在位。

3. 辅助检查

(1)B 超:双眼玻璃体混浊。

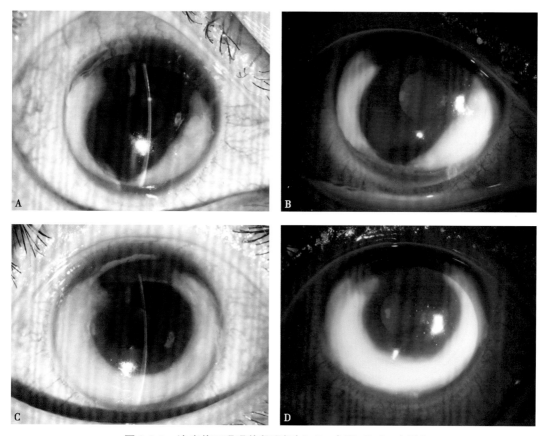

图 3-6-1　治疗前双眼眼前段照相(A、B. 右眼，C、D. 左眼)

双眼角膜周边环形浸润。

（2）双眼治疗前角膜 OCT 情况（图 3-6-2）。

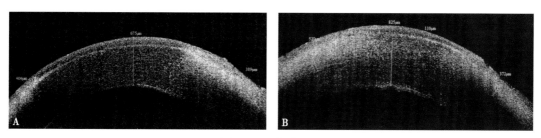

图 3-6-2　角膜 OCT

双眼治疗前角膜明显增厚（A. 右眼，B. 左眼）。

　　（3）角膜共聚焦显微镜：双眼病灶区扫描可见大量炎性细胞浸润，周边可见中量树突细胞浸润，浅基质层仍可见大量炎性细胞浸润，右眼中央相对透明区内皮细胞计数约 2 744 个 /mm²；左眼中央相对透明区内皮细胞计数约 2 746 个 /mm²；扫描范围内未见明显菌丝结构（图 3-6-3）。

　　（4）角膜刮片检查：双眼可见较多脓细胞，未见菌丝，未见细菌。

　　4. 临床诊断　①双眼免疫性角膜炎，②双眼 LASIK 术后。

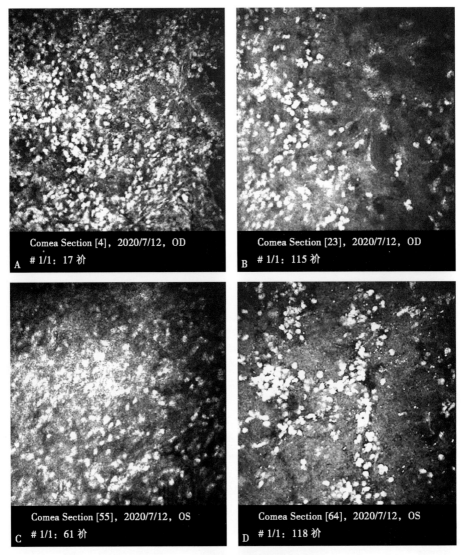

图 3-6-3　治疗前共聚焦显微镜检查
双眼可见多个圆形高反光集聚。

5. 诊治经过

（1）予局部 10% 头孢他啶滴眼液，每 20 分钟 1 次，普拉洛芬滴眼液每日 4 次，抗炎、抗感染治疗，3 天后炎症减轻后予局部逐渐加用 0.1% 氟米龙滴眼液每日 4 次，妥布霉素地塞米松眼膏每晚 1 次治疗，炎症逐渐好转。

（2）药物治疗 2 周后：视力 OD0.4，显然验光，−1.00DS/−1.50DC×55=1.0，OS0.5，显然验光，+0.75DC×50=0.8；眼压，OD11mmHg，OS12mmHg；右眼结膜轻度充血，角膜溃疡愈合完整，鼻侧角膜片状混浊，余角膜透明可，前房深可，晶状体透明；左眼结膜轻充血，角膜 2：00 至 10：00 位环形混浊，鼻下方约 1mm×2mm 上皮尚未愈合，余角膜上皮愈合可，下方上皮粗糙，余角膜透明可，余检查同前，糖皮质激素逐渐减量，停用妥布霉素地塞米松眼膏。

治疗 1 个月后：视力 OD0.4，显然验光，−0.25DS/−1.0DC×75=1.0；OS0.5，显然验光，−3.0DC×80=1.0⁻。双眼结膜轻充血，角膜周边环形溃疡愈合，角膜轻度混浊，右眼角膜上皮完整，左眼角膜上皮稍粗糙，余检查同前（图 3-6-4）。OCT 显示角膜水肿、浸润明显减轻（图 3-6-5）。

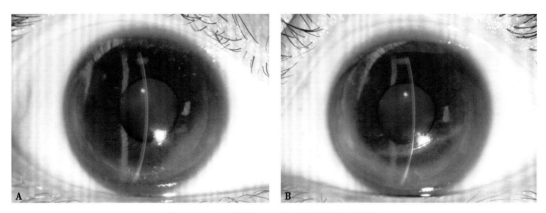

图 3-6-4　治疗后 1 个月复查双眼前节照片
双眼角膜周边环形浸润减轻。

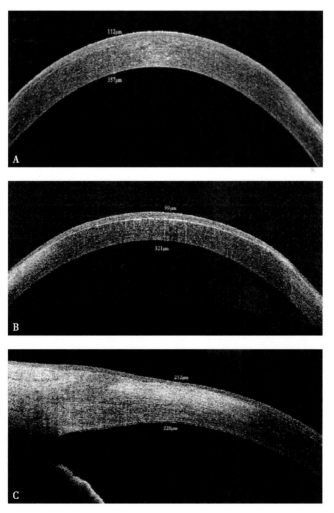

图 3-6-5　角膜 OCT
治疗后 1 个月双眼恢复厚度（A. 右眼；B. 左眼；C. 左眼周边角膜放大照）。

【经验分享】

（1）积极预防：①术前眼表面充分冲洗，刀具器械的清洗、消毒要及时，避免使用润滑油；②术中戴无滑石粉手套，掀开角膜瓣前擦干结膜囊，瓣下仔细冲洗；③注重患者睑缘状态，积极治疗睑缘慢性炎症。

（2）处理方法：①与点状角膜病变或感染性角膜炎等疾病鉴别；②糖皮质激素滴眼液局部点眼；③密切追踪随访，根据病情变化及时更改治疗方案。

（刘明娜　高　华）

【典型病例 2：FS-LASIK 术后边缘角膜炎】

FS-LASIK 作为国际屈光手术领域的主流式之一，全球已开展近 20 年，累计手术例数超过千万例。FS-LASIK 手术技术成熟、稳定性及安全性高，但在足够大的手术量基础下，可能在极特别的个体异常背景情况下仍然会发生罕见的不良术后反应。本节介绍的即是屈光术后较为少见的免疫性边缘角膜炎，希望对各位临床手术医师在诊治这一少见术后不良反应时能够有所借鉴。

1. 基本情况　患者男性，30 岁，职员。

主诉：FS-LASIK 术后 3 天发生双眼刺激红痛、视力下降。

现病史：患者 3 天前行双眼 FS-LASIK 手术，手术顺利，术后常规激素、抗生素眼药水点双眼。术后第一天无不适，双眼视力均达到 1.0，眼部检查未见异常。患者 FS-LASIK 术后 3 天发生双眼刺激红痛、视力下降，来医院检查。

2. 眼科检查　双眼裸眼视力 0.6，非接触式眼压计测量眼压 OD14mmHg，OS13mmHg。双眼下方角膜瓣周边环形混浊，平行于角膜缘而扩展，浸润融合，白色浸润累及基质层，浅层基质浸润累及瓣内及基质床外，混浊与角膜缘之间有 1～2mm 宽的透明带（图 3-6-6，图 3-6-7），角膜上皮完整，KP（−）。

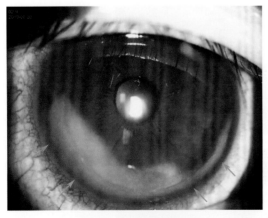

图 3-6-6　患者初诊时
右眼下方角膜缘月牙形白色混浊，混浊与角膜缘之间有 1mm 宽透明带（蓝色箭头）

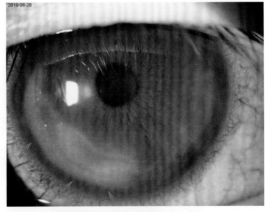

图 3-6-7　患者初诊时左眼情况
鼻下方角膜缘月牙形白色混浊。

3. 临床诊断　①双眼免疫性边缘角膜炎，②FS-LASIK 术后。

4. 治疗经过　双眼给予加强局部妥布霉素地塞米松滴眼液每日 6 次，妥布霉素地塞米松眼膏晚上 1 次；加替沙星眼用凝胶每日 4 次，玻璃酸钠滴眼液每日 4 次，更昔洛韦眼用凝胶每晚 1 次。

第一次复查：治疗 2 天，视力提升至 0.8，双眼环形角膜致密浸润灶较前减轻明显（图 3-6-8，图 3-6-9）。用药同前。

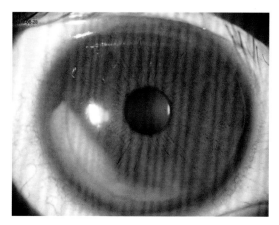 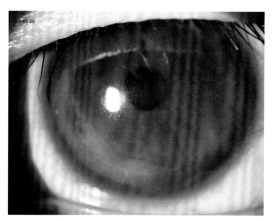

图 3-6-8 患者治疗 2 日后右眼情况　　　　　图 3-6-9 患者治疗 2 日后左眼情况
颞下方角膜缘月牙形白色混浊减轻。　　　　　鼻下方角膜缘月牙形白色混浊减轻。

第二次复查：治疗 3 天，眼部情况基本同前，病变面积没有增加，继续上述治疗，一周复查。

第三次复查：治疗后 7 天，双眼视力 1.0；眼压 OD 15mmHg，OS 15mmHg。角膜环形浸润较前明显减轻（图 3-6-10，图 3-6-11），KP（-）。停用妥布霉素地塞米松滴眼液和凝胶，改为 0.1% 氟米龙滴眼液每日 4 次，嘱咐逐渐减量，每周递减一次，共用 20 天停用；加替沙星眼用凝胶每日 2 次，一周后停用；其他药物同前。随诊（因为特殊原因不能复查，电话咨询患者主诉无任何不适，视力良好）。

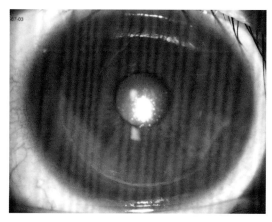 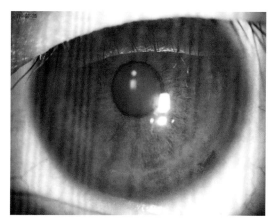

图 3-6-10 患者治疗 1 周后右眼情况　　　　　图 3-6-11 患者治疗 1 周后左眼情况
颞下方角膜缘轻度混浊。　　　　　　　　　　　下方轻度混浊。

第四次复查：术后 3 个月，双眼 1.0，眼压 OD 12mmHg，OS 12mmHg；角膜环形浸润明显消退，双眼下方留有小片状薄翳（图 3-6-12，图 3-6-13）。

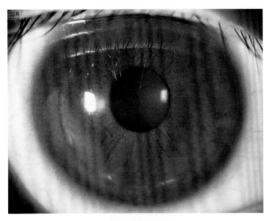

图 3-6-12　患者治疗 3 个月后右眼情况
颞下方留下轻度混浊痕迹（薄翳）。

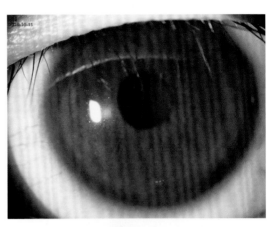

图 3-6-13　患者治疗 3 个月后左眼情况
鼻下方留下轻度混浊痕迹（薄翳）。

【经验分享】

角膜屈光手术后免疫性周边性角膜炎往往是由于金黄色葡萄球菌继发于抗原 - 抗体反应引起和抗原 - 抗体反应引起的多形核白细胞反应。抗原和抗体结合通过趋化作用引起中性粒细胞浸润。细胞免疫反应几乎不参与这一反应过程。需要与术后感染、免疫性角膜炎相鉴别。免疫性角膜炎是一种自发性、边缘性、进行性、疼痛性角膜溃疡。以体液免疫为主，细胞免疫为辅的自身免疫性疾病，多发生于成年人。患者症状有剧烈的眼痛、畏光、流泪以及视力下降。病变的初期，周边部角膜浅及呈浸润，数周内浸润区出现角膜上皮缺损，形成溃疡。缺损区与角膜缘之间无正常角膜组织分隔，沿角膜缘溃疡，环形发展，浸润缘呈欠缺状，略隆起。最终累及整个角膜。同时会有新生血管长入，导致角膜瘢痕化血管。

本例患者特点：①在角膜板层手术后 3 天发病，表现为眼痛、畏光、异物感、结膜充血，无屈光术后感染多发基床内浸润、前房反应等屈光术后细菌感染常见表现；②以双眼周边浅层基质受累为主，且未伴上皮受累，充血不明显，下方局部浸润近乎对称；③浸润混浊与角膜缘之间有一条明显的 1～2mm 宽的透明带。考虑符合周边病理性免疫损伤。本病例因为条件限制，没有能进行结膜囊或角膜刮片细菌培养，诊断主要依据上述特征。治疗尽早地增加局部激素联合抗生素治疗次数和种类，可以尽快地抑制病理性免疫反应，尽快促进角膜浸润灶消退，降低角膜融解风险，避免因角膜融解造成的继发性散光，影响远期视力。此类患者恢复一个月到三个月浸润灶可明显减轻，只要及时进行有针对性的治疗，视力往往不受损害。

（吴　强　李　莹）

第七节　屈光回退处理

【概述】

准分子激光原位角膜磨镶术（laser in-situ keratomileusis，LASIK）是利用微型角膜刀或飞秒激光制瓣后，在角膜的基质层通过准分子激光重塑角膜，由于其良好的安全性和快速的视力康复，目前已成为世界上最常用的屈光手术之一。然而，自 LASIK 手术广泛开展以来,屈光回退是其术后病程中观察到的现象,它影响着患者长期的视力和生活质量。屈光回退(regression)是指术后早期的裸眼视力和屈光度正常,术后随着时间的推移(数个月甚至数年后),屈光度逐渐向术前同种屈光度转变。

屈光回退的机制尚待阐明,Pan 等人最早观察到屈光回退患者的中央角膜厚度(CCT)增加,提出其与代偿性角膜上皮过度增殖有关,其次可能与 LASIK 术后胶原沉积、角膜基质重塑(remodeling)有关。据研究者统计,高度近视、散光大、年龄偏小或者偏大和长眼轴是发生屈光回退的重要危险因素。因此,LASIK 患者的术前评估成为屈光术后稳定性和疗效的重要线索,术后进行密切监测及随访也是重要的措施之一。

【典型病例:LASIK 术后屈光回退】

1. 基本情况　患者男性,26 岁。

主诉:双眼 LASIK 术后视力下降 8 年。

现病史:8 年前患者于我院行双眼 LASIK 手术。术前散瞳验光,OD-5.75DS/-0.25DC×69,OS-6.50DS/-0.25DC×125;角膜厚度,OD544μm,OS547μm,术后第一天裸眼视力 OU1.0。

术后一个月患者发现左眼视力下降,来我院就诊,裸眼视力 OD1.0,OS0.4,验光检查 OD-0.75DS/-0.50DC×22=1.0,OS-1.50DS/-0.25DC×179=1.0,散瞳验光检查 OD-0.50DS/-0.50DC×16,OS-1.25DS/-0.50DC×175。

诊断:①左眼 LASIK 术后屈光回退,②双眼 LASIK 术后。

术后 3 个月患者再次来我院复查,裸眼视力 OD0.8,OS0.4;验光检查 OD-1.00DS/-0.25DC×18=1.0,OS-2.00DS=1.0。

术后 6 个月患者于我院复查,裸眼视力 OD0.8,OS0.5;验光检查 OD-1.00DS/-0.25DC×10=1.0,OS-1.50DS/-0.25DC×178=1.0。

术后 8 年,因视力下降影响生活于我院就诊,裸眼视力 OD0.2,OS0.15,验光 OD-2.00DS/-0.25DC×18=1.2,OS-2.75DS/-0.25DC×16=1.2。患者自述近几年双眼视力稳定,最近视力下降明显,希望再次提高裸眼视力要求手术治疗。

2. 眼科检查　裸眼视力 OD0.2,OS0.15,双眼结膜无充血和水肿,角膜透明,角膜瓣贴合良好,前房常深,瞳孔正圆直径 3mm,光反射(+),晶状体透明,散瞳查眼底见视盘边界清,周围可见弧形斑,视网膜周围可见变性区,呈豹纹状眼底改变。眼压:OD13.0mmHg,OS12.5mmHg。显然验光:OD-2.00DS/-0.25DC×18=1.2,OS-2.75DS/-0.25DC×16=1.2。

3. 辅助检查　角膜厚度(Pentacam):OD492μm,OS496μm(图 3-7-1)。

4. 临床诊断　①双眼屈光不正,②双眼 LASIK 术后屈光回退,③双眼 LASIK 术后。

5. 诊疗经过

(1)处理:择期行双眼增效手术。

术后 8 年 1 个月,行双眼掀开角膜瓣准分子激光增效手术,手术顺利。

(2)随访及预后

第一次复查:术后 1 天,裸眼视力 OD1.2,OS1.2;验光 OD-0.25DC×17=1.2,OS-0.25DS/-0.25DC×21=1.2。

第二次复查:术后 1 周,裸眼视力 OD1.2,OS1.2;验光 OD-0.50DS/-0.25DC×28=1.2,OS-0.5DS=1.2;眼压 OD12mmHg,OS12mmHg。

第三次复查：术后 1 个月，裸眼视力 OD1.2，OS1.2；验光 OD−0.5DS=1.2，OS−0.5DS=1.2；眼压 OD12mmHg，OS12mmHg，角膜地形图见图 3-7-2。

第四次复查：术后 3 个月，视力 OD1.2，OS1.0，验光 OD−0.50DS/−0.25DC×17=1.2，OS−0.5DS=1.2，眼压 OD13mmHg，OS14mmHg。

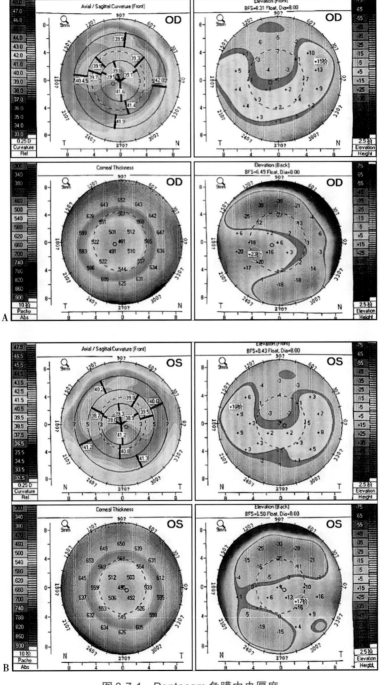

图 3-7-1 Pentacam 角膜中央厚度

A. 右眼 492μm；B. 左眼 496μm。

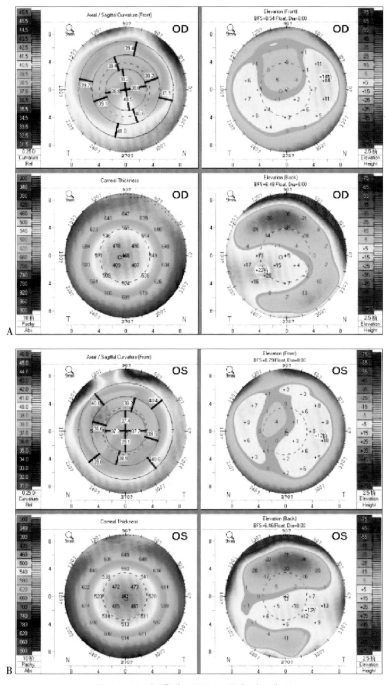

图 3-7-2　角膜地形图,双眼术后 1 个月

【经验分享】

屈光回退是 LASIK 术后常见的并发症,尤其是高度近视、散光大,年龄偏小或者超过
40 岁、眼轴长度超过 26mm 的患者,其术后发生屈光回退的风险较大,对于这部分患者,在初
诊时应进行筛查,并交代发生激光手术后有一定比例的屈光回退,角膜厚度充足,角膜稳定性
好的情况下可以再次补矫激光,必要时可考虑 LASIK 联合角膜胶原交联手术,通过紫外线照

射产生的活性氧激活角膜基质胶原的聚合反应,增加角膜的稳定性。糖皮质激素对准分子激光消融术后的屈光回退有一定治疗作用,而对于 LASIK 术后屈光回退可以选用降眼压的药物,如 0.5% 马来酸噻吗洛尔,阻止角膜扩张。在设计 LASIK 手术激光消融参数时,应考虑屈光回退因素,在预矫屈光度相同的情况下,应选择较大直径的光学区或多区消融,有效降低屈光回退率。对于 LASIK 术后屈光度数稳定、角膜情况允许、有再次增视要求的患者,可以进行二次增效手术。增效手术的种类是表层还是掀开角膜瓣,要根据患者检查情况具体个性化设计。LASIK 术后的患者应及时定期复查,早期的屈光回退多数药物治疗有效。

(方学军)

第八节　角膜游离瓣

【概述】

角膜游离瓣是角膜瓣制作中较为严重的术中并发症之一,成功的角膜瓣制作在手术过程中至关重要。角膜瓣制作不当,带来的后果也较严重,与角膜瓣相关的并发症包括游离瓣、瓣制作不全、瓣移位或瓣皱褶、薄瓣、瓣破裂、瓣融解、瓣丢失等,其中游离瓣产生原因:①负压相关因素,负压吸引不足、假吸、负压过早脱失;②角膜相关因素,角膜前表面较平,中央角膜屈光力<40D,或小角膜,小睑裂;③角膜刀相关因素,刀头安装不正确等。

【典型病例:LASIK 术后角膜游离瓣】

1. 基本情况　患者男性,18 岁。

主诉:双眼远距视物模糊 6 年要求屈光手术。

现病史:患者 6 年前无明显诱因发现双眼远距视物模糊,近视力正常,配近视镜矫正 6 年,近 2 年近视度数基本稳定,今为手术摘镜来我院就诊,拟行双眼 LASIK 手术。

2. 眼科检查　裸眼视力:OD0.05,OS0.05。双眼结膜无充血和水肿,结膜囊内无分泌物,双眼角膜透明,前房深度适中,房水清,瞳孔等大正圆,居中,约 3mm,对光反射(+),晶状体透明。散瞳眼底检查:视盘色正界清,杯盘比(C/D)=0.3,盘周可见弧形斑,黄斑中心凹反射(+),豹纹状眼底改变。非接触式眼压计测量眼压:OD17.0mmHg,OS17.5mmHg。验光检查:OD-4.75DS/-0.25DC×134=1.2,OS-5.00DS/-0.50DC×20=1.2。

3. 辅助检查　角膜地形图形态正常。

4. 临床诊断　双眼屈光不正。

5. 诊疗经过

2 年前双眼行 LASIK 手术,右眼手术顺利,左眼飞秒制瓣过程中形成游离瓣(图 3-8-1),角膜地形图见图 3-8-2,手术进行游离角膜瓣复位(图 3-8-3)。

6. 随访及预后　第一次复查:术后第一天,裸眼视力 OD1.0,OS0.6,验光检查 OD+0.25DS/+0.75DC×176,OS+2.0DS/-2.25DC×39,角膜地形图检查见图 3-8-4。

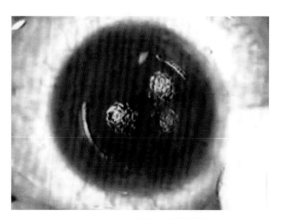

图 3-8-1　左眼形成游离瓣

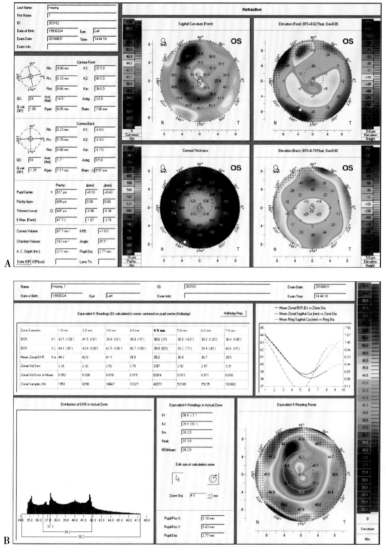

图 3-8-2　左眼对位前角膜地形图

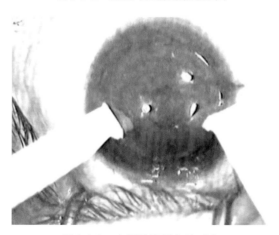

图 3-8-3　左眼游离瓣复位对合

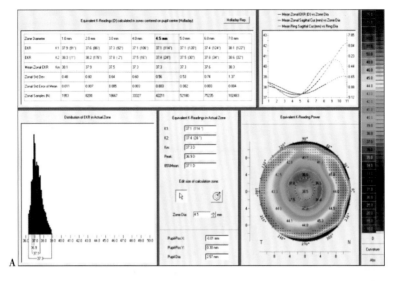

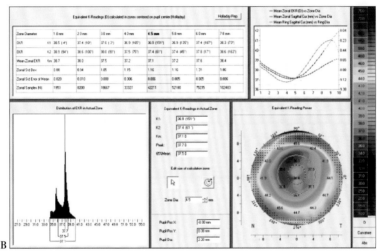

图 3-8-4　左眼对位后角膜地形图

第二次复查：术后第七天，裸眼视力 OD1.2，OS1.0，验光检查 OD+0.50DC×11，OS+0.25DS/+0.5DC×105。

本病例最后临床诊断：①双眼屈光不正，②左眼角膜瓣游离。

【经验分享】

关于预防：LASIK 术中角膜瓣游离的发生有以下注意方面，①术前如发现角膜 K 值偏小，K 值如果低于 42D，应当提高警惕，术前可选用较薄的负压吸引环；②熟练掌握手术技巧；③术中在角膜刀切割之前须做好角膜标记线；④在刀头推进前须测量眼压，须达到标准状态；⑤操作前认真核对负压吸引环厚度及止动环大小。另外，如果术中发现第一只眼在角膜瓣形成时蒂较窄，在做第二只眼时要提高警惕。

形成游离角膜瓣后的处理：①保存好角膜片，勿使其干燥及水肿，用 BSS 液湿润。②如角膜瓣达到手术要求，可继续进行激光切削，待切削完毕后，将显微镜放大倍数调高，在角膜地形图引导下认真复位。注意区分上皮面及基质面，一般基质面较粗糙，而上皮面则十分光滑,有经验的医师较易区分。干燥时间较通常要多等待 1～2 分钟,并且在术后 15 分钟时应再检查角膜贴复情况,如角膜瓣贴复良好,才允许患者离开医院。③复位后配戴绷带性角膜接触镜,避免瓣滑动或移位。④若角膜瓣直径小于切削区,应立即复位,等待再次手术。

(方学军)

第九节　弥漫性层间角膜炎

【概述】

弥漫性层间角膜炎(diffuse lamellar keratitis,DLK),又称撒哈拉沙漠综合征,为角膜层间非特异性炎症反应。板层角膜屈光手术后 DLK 发生率约为 0.76%,其中严重的 DLK(3、4 期)发生率仅为 0.016%。DLK 可发生在所有板层角膜屈光手术的早期或晚期(数月至数十年)。最常见的发生原因为术中或术后上皮损伤引发。术中上皮损伤高风险因素:高龄、干眼、糖尿病、长期配戴角膜接触镜者。白细胞介素(IL)-1α、IL-1β 和肿瘤坏死因子(TNF)-α 从上皮释放到基质并且直接吸引炎症细胞从角膜缘血管进入角膜层间,引起大量趋化因子上调,同时吸引单核细胞、巨噬细胞、粒细胞、淋巴细胞和其他骨髓源性细胞进入角膜基质触发层间弥漫、细小的颗粒状浸润即 DLK。DLK 是界面中滞留的血液内毒素、飞秒激光引起坏死的基质细胞组织碎片、浸润细胞进入角膜的层状界面聚集形成的。严重DLK 是由于局部渗出破坏了作为屏障完整的胶原层,可导致局部角膜不均匀融解;同时也使得基质内炎症的蔓延得到控制。

【典型病例:FS-LASIK 术后弥漫性层间角膜炎】

1. 基本情况　患者女性,31 岁。教师。

主诉:右眼 FS-LASIK 术后 10 天,畏光、重影伴视力下降。否认外伤史。

现病史:十天前曾在外院行双眼 FS-LASIK 手术,手术顺利,术后第一天双眼视力 0.8,常规用药。从第三天开始右眼视物模糊,重影逐步加重,一周时当地复查右眼视力 0.3,左眼 1.0。右眼角膜中央混浊,诊断右眼 DLK,给予局部糖皮质激素加强治疗并建议转入我院就诊。既往有戴隐形眼镜十几年病史。

2. 眼科检查　裸眼视力 OD0.2(小孔镜视力0.3),显然验光 +1.50DS/-2.25DC×45=0.4,重影明显。结膜轻度充血 +,无分泌物,角膜上皮完整无水肿,角膜中央偏颞下方局部"车轮样"条纹状混浊,角膜瓣对合好,未见 KP。裸眼视力 OS1.0,眼前节、前房均未见明显异常。眼压:OD15mmHg,OS13mmHg。

3. 辅助检查　就诊时眼前节照相见图 3-9-1,图 3-9-2。

4. 临床诊断　①右眼 DLK(3 级),②双眼 FS-LASIK 术后。

5. 诊治经过　局部糖皮质激素滴眼液冲击治疗,白天局部予 1% 醋酸泼尼松龙滴眼液每日 4 次,每次 4 滴,间隔 5 分钟;晚上妥布霉素地塞米松眼膏;玻璃酸钠滴眼液每日 4 次,每次 1 滴;10 天复查。

第一次复查:治疗后 10 天当地医院复查,右眼裸眼视力 0.4(小孔镜视力 0.5),眼压,OD15mmHg,OS14mmHg。右眼结膜轻度充血 +,上皮完整,角膜混浊区域和范围缩小,瓣对位好,未见 KP。调整糖皮质激素用量:1% 醋酸泼尼松龙滴眼液每日 4 次,每次 3 滴,间隔 5 分钟；玻璃酸钠滴眼液每日 4 次，每次 1～2 滴，睡前使用更昔洛韦眼用凝胶；2 周后改为 1% 醋酸泼尼松龙滴眼液每日 4 次，每次 2 滴，间隔 5 分钟。2 周后复查。

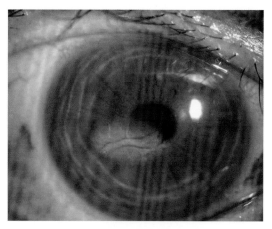

图 3-9-1　左眼治疗前前节照

结膜轻度充血 +，角膜瓣对合好，上皮完整，不水肿，中央区不规则混浊。

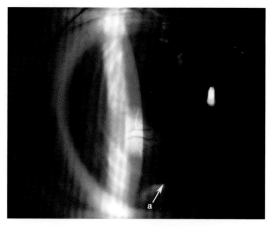

图 3-9-2　左眼治疗前裂隙前节像

结膜轻度充血 +，角膜上皮完整；a. 角膜中央偏颞下方局部基质不均匀混浊，角膜瓣对位好。

　　第二次复查（图 3-9-3，图 3-9-4）：治疗 30 天复查裸眼视力 OD0.5，显然验光 +1.75DS/-1.25DC×50=0.7。眼压，OD15mmHg，OS14mmHg。右眼结膜不充血，角膜上皮完整，角膜原病灶处混浊明显减轻，未见其他异常。嘱 1% 醋酸泼尼松龙滴眼液每日 4 次，每次 1 滴，一周；0.1% 氟米龙滴眼液每日 4 次，1 滴，一周，每日 3 次，一周，每日 2 次，一周；其余同前。20～30 天复查。

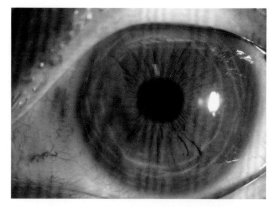

图 3-9-3　右眼治疗后第 30 天前节像

角膜瓣对位好，上皮完整，角膜局部轻度混浊。

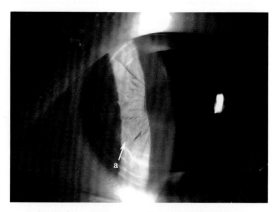

图 3-9-4　右眼治疗后第 30 天裂隙前节照

a. 下方角膜局部轻度混浊，上皮完整。

　　第三次复查：治疗 50 天再次复查，裸眼视力 OD0.7，显然验光 +1.25DS/-0.75DC×45=0.8；眼压，OD14mmHg，OS14mmHg。右眼角膜透明，角膜混浊消失，停用局部糖皮质激素。玻璃酸钠滴眼液每日 4 次。左眼裸眼视力 1.0，角膜和眼前节检查未见异常。

【经验分享】

　　本患者几个特点：有术前长期接触镜配戴史，右眼发病，左眼正常恢复。是否与手术器械有关尚无证据,但是通常操作是右眼在先,左眼在后。所以规范性器械清洗、消毒非常重要。

预防和治疗措施:①对高危患者,术前干预,用玻璃酸钠、小牛血去蛋白提取物眼用凝胶;术中操作要更加轻柔;出现上皮受损配戴角膜绷带镜来避免大片角膜上皮进一步大面积剥脱;②一旦发生 DLK 及时局部大剂量糖皮质激素加强抗炎是有效的,必要时局部应用糖皮质激素进行冲洗。但是患者一定要随诊,及时调节糖皮质激素浓度和用量,一方面抗炎症反应、抗瘢痕形成,另一方面也要注意糖皮质激素用量过多、过久会导致角膜融解和组织过度吸收,远视增加。因为严重的 DLK 如果处理不及时预后较差,导致角膜局部瘢痕形成和不规则散光,甚至出现远视,影响视力。

(李　莹)

第十节　角膜瓣位置异常

【概述】

角膜瓣位置异常(abnormal position of corneal flap)包括角膜瓣皱褶(flap striae)、角膜瓣移位(flap displacement)、角膜瓣丢失(flap loss),主要是由于 LASIK 术后患者眼部外伤或用力揉搓所造成的一种少见的术后并发症。典型的临床表现为:位于中央区或周边区角膜瓣上横形或竖形的条形纹理,多伴有不同程度角膜瓣移位,严重者伴有裸眼视力及最佳矫正视力下降。

Probst 等将角膜瓣皱褶分为 3 级:Ⅰ级,细小平行皱褶,裂隙灯显微镜下难以发现,或较显著的局部皱褶位于周边,裸眼视力及最佳矫正视力未受影响;Ⅱ级,细小平行皱褶,在裂隙灯显微镜下较容易发现,最佳矫正视力下降至 0.5~0.8,患者可有单眼复视症状;Ⅲ级,粗大的平行皱褶或"篮缝样"褶皱,最佳矫正视力低于 0.5,患者有视力模糊、单眼复视、眩光等症状。

【典型病例:LASIK 术后角膜瓣位置异常】

1. 基本情况　患者女性,38 岁。

主诉:右眼被拳头击伤后视物模糊 1 天。

现病史:1 天前患者被拳头击伤右眼后出现视物模糊,伴眼红、眼痛、流泪等不适。

既往史:患者于 20 年前在外院行双眼"LASIK 术",术后双眼裸眼视力稳定于 1.0。

2. 眼科检查　裸眼视力:OD0.3,OS1.0。右眼眼睑肿胀,结膜下出血,角膜上皮完整,颞下方角膜瓣皱褶(图 3-10-1),基质轻水肿。左眼结膜无充血,角膜透明,角膜瓣位正,层间清,双眼余前节(−),眼底未见明显异常。非接触式眼压计测量眼压:OD12mmHg,OS15mmHg。显然验光:OD−2.25DS/−0.75DC×85=0.7,OS+0.25DS/−0.50DC×100=1.2。

3. 辅助检查　前节 OCT:右眼受伤处角膜瓣上皮下皱褶,角膜基质水肿、增厚(图 3-10-2)。

角膜地形图:右眼下方角膜局部隆起,曲率增高,角膜 K 最高值为 49.6D(图 3-10-3)。

4. 临床诊断　①右眼角膜瓣皱褶,②右眼球钝挫伤,③双眼 LASIK 术后。

5. 诊治经过

(1)处理:右眼使用 1% 醋酸泼尼松龙滴眼液每日 4 次,加替沙星凝胶每日 4 次,治疗

1 周后视力提升至 0.6，但患者仍感觉视物模糊、重影不适，遂进行右眼"角膜瓣冲洗复位术"。术后配戴角膜绷带镜保护。给予 0.1% 氟米龙滴眼液每日 4 次（逐周递减）、加替沙星凝胶每日 3 次、0.3% 玻璃酸钠滴眼液每日 4 次点眼治疗。

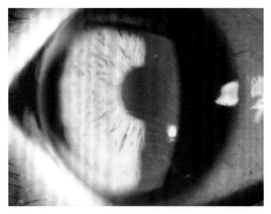

图 3-10-1 LASIK 术后右眼拳头击伤时眼前节照
示角膜瓣轻水肿，角膜中下部分密集水平皱褶。

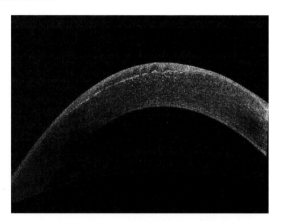

图 3-10-2 右眼受伤时前节 OCT
显示下方 LASIK 角膜瓣发生明显波纹状褶皱。

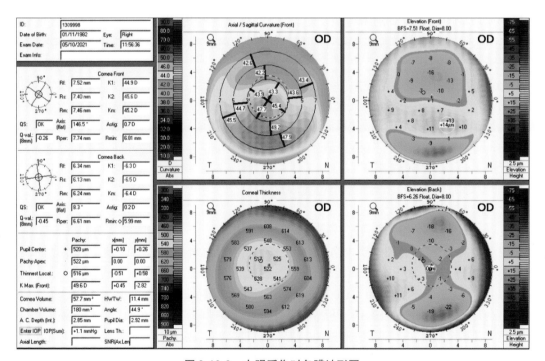

图 3-10-3 右眼受伤时角膜地形图
示下方角膜瓣皱褶处角膜曲率显著增高。

（2）随访及预后：术后 1 周，取出右眼角膜绷带镜，裸眼视力 1.0，视物重影明显减轻，裂隙灯显微镜下见下方角膜瓣皱褶较前平复，角膜地形图见下方角膜曲率 K 值下降。术后 3 个月，裸眼视力 1.2，视物重影消失，裂隙灯显微镜下见下方角膜瓣皱褶消失（图 3-10-4），角膜瓣边缘未见明显角膜上皮植入，前节 OCT 显示受伤处角膜瓣上皮下恢复平整状态，角膜基质未见明显水肿（图 3-10-5），角膜地形图见下方角膜曲率 K 值降低至 45.6D（图 3-10-6）。

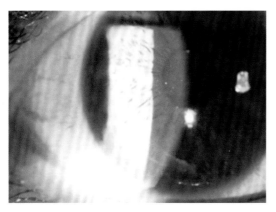

图 3-10-4　角膜瓣冲洗复位术后 3 个月前像

角膜瓣皱褶完全平伏，边缘对合良，未见明显上皮植入。

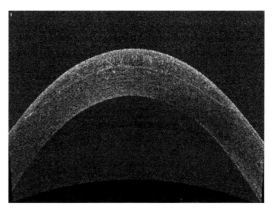

图 3-10-5　角膜瓣冲洗复位术后 3 个月前节 OCT 显示角膜瓣平复。

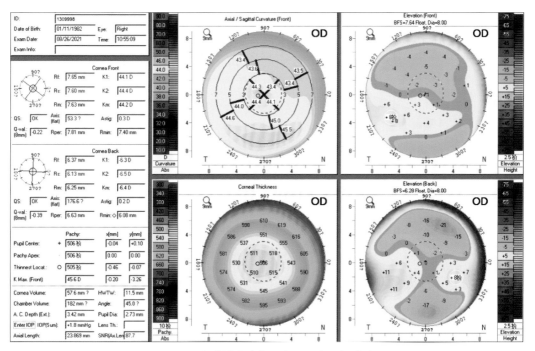

图 3-10-6　角膜瓣冲洗复位术后 3 个月角膜地形图

示下方角膜曲率显著降低，视力明显提高。

【经验分享】

外伤后发生 LASIK 角膜瓣位置异常，患者应立即就医，早期给予足量糖皮质激素及抗生素滴眼液抗炎、抗感染治疗。Ⅰ级皱褶，仅是在裂隙灯后照法检查发现有轻微的角膜瓣皱褶，并未影响视力，可不做任何处理；Ⅱ或Ⅲ级角膜瓣皱褶，位于光学区产生不规则散光，导致视力受损严重，一旦发现须尽早处理。可考虑进行角膜瓣冲洗复位手术，术中需要平衡盐溶液的充分冲洗，在发生角膜瓣皱褶处的基质面进行皱褶的松解和展平处理，注意角膜瓣边缘的严密对合，术毕需要配戴角膜绷带镜进行保护。术后局部糖皮质激素滴眼液持续使用，预防外伤后角膜瓣下上皮植入的发生。加强对患者术后宣教工作，避免眼部外伤或用力揉搓眼睛等情况。

（彭予苏　陈　敏）

第十一节　角 膜 扩 张

【概述】

激光角膜屈光术后角膜扩张是指术后角膜出现类似于圆锥角膜的表现，如角膜进行性变薄，角膜曲率增大，视力及视觉质量受损，是屈光术后最严重的并发症之一。其发生的危险因素包括圆锥角膜家族史、高度近视、术前角膜厚度薄、剩余角膜基质床过薄等。术前严格掌握手术适应证，仔细筛查隐匿性圆锥角膜，合理选择手术方式及切削方法，尽可能节省正常的角膜组织，是有效预防屈光术后角膜扩张的有效方法。时刻保持警惕，早期发现干预是防止病情进一步加重，维持现有视功能的重要保证。

LASIK 术后角膜扩张（post-LASIK keratectasia，PLK）是 LASIK 术后的严重并发症之一，由 Seiler 在 1998 年提出，它表现为术后角膜的进行性变薄和膨隆扩张，视力持续减退，屈光度明显增加，甚至会超过术前的屈光度，角膜后表面地形图出现局部膨隆。PLK 通常发生于术后数周至数年，50% 发生于术后 1 年内，80% 在术后 2 年内，2/3 的病例发生在双眼。

PLK 病因不明，可能与以下因素有关：①术前存在亚临床期圆锥角膜地形图表现；②术前角膜的生物力学降低改变；③术前角膜厚度偏薄和屈光度偏大；④术后剩余角膜基质床厚度偏少；⑤眼压较高等。此外男性、圆锥角膜家族史、频繁揉眼、术前最佳矫正视力<1.0、术后眼部外伤也与 PLK 的发生有一定关系。PLK 若早期发现，适当给予降眼压药物可延缓其发展，但药物不能长期使用，早期临床治疗方法有：配戴硬性透气性角膜接触镜；角膜基质环植入术和角膜胶原交联术。PLK 发展到晚期，角膜移植手术是唯一安全有效的方法。因此，加强术前的筛查、更加保守的手术设计和密切术后随访，对于避免 PLK 的发生有着至关重要的意义。

【典型病例 1：FS-LASIK 术后角膜扩张】

1. 基本情况　患者男性，20 岁。

主诉：双眼 FS-LASIK 术后近 2 年，视力下降半年。

现病史：患者 1 年 10 个月前因双眼屈光不正于我院行双眼 FS-LASIK 手术，术前验光 OD−5.25DS/−1.50DC×170=1.0，OS−4.75DS/−0.75DC×170=1.0，术后第 1 天复诊，右眼裸眼视力 1.0，左眼裸眼视力 1.2。裂隙灯检查示双眼角膜透明，角膜地形图未见异常（图 3-11-1），给予飞秒激光辅助 LASIK 术，术后常规用药，患者于术后 8 天及术后 3 周复诊，视力均为双眼 1.0，裂隙灯未发现异常，后未规律复诊。半年前自觉视力下降，无眼疼、眼胀等伴随症状，于外医院检查，诊断为"双眼继发圆锥角膜"，未予治疗，建议于我院就诊。

2. 眼科检查　裸眼视力：OD0.5，OS0.8。双眼球结膜未见明显充血，角膜瓣平复好，角膜透明，中央前突变薄（图 3-11-2），余前节（−）。小瞳查眼底未见异常。非接触式

眼压计测量眼压：OD8mmHg，OS7mmHg。验光检查：OD-1.75DS/-1.00DC×25=0.7⁻，
OS-1.00DS/-2.00DC×105=0.9⁻。

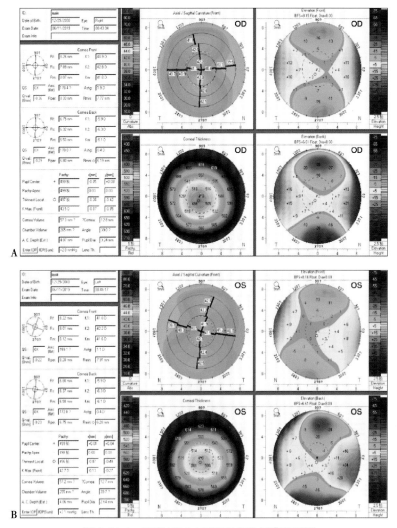

图 3-11-1　双眼 FS-LASIK 手术前角膜地形图

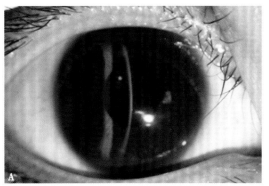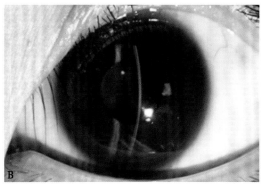

图 3-11-2　双眼 FS-LASIK 手术后 1 年 10 个月眼前节照相

3. 辅助检查　B 超：双眼玻璃体混浊。

角膜内皮计数：OD2 857 个 /mm^2，OS2 890 个 /mm^2。

角膜地形图：OD43.7/47.1，KC3 级，最薄处 381μm，OS41.9/43.5，KC3 级，最薄处388μm（图 3-11-3）。

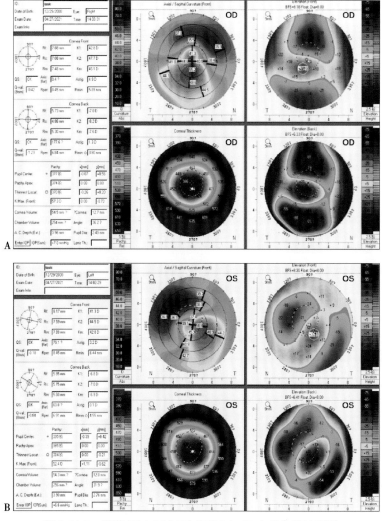

图 3-11-3　双眼 FS-LASIK 手术后 1 年 10 个月角膜地形图

眼轴：OD26.77mm OS26.47mm。

角膜 OCT 见图 3-11-4。

4. 临床诊断　①双眼继发圆锥角膜，②双眼 FS-LASIK 术后，③双眼玻璃体混浊。

5. 诊治经过

（1）处理：于表面麻醉＋麻醉监测管理（monitored anesthesia care，MAC）下先行行"双眼角膜胶原交联术"，手术顺利。术后给予 0.1% 氟米龙滴眼液点双眼每日 4 次，2 周后改为每日 3 次；加替沙星滴眼液点双眼每日 4 次；溴芬酸钠滴眼液点双眼每日 2 次；盐酸卡替洛尔滴眼液点双眼每 12 小时 1 次，心率<60 次 / 分钟停用。

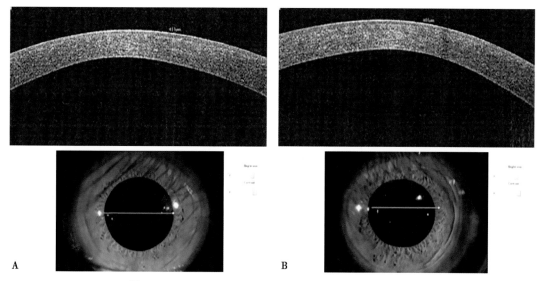

图 3-11-4　双眼 FS-LASIK 手术后 1 年 10 个月角膜 OCT

（2）预后：术后 5 天，裸眼视力 OD0.6，OS0.8，眼压 OD11mmHg，OS12mmHg。裂隙灯检查：双眼球结膜未见明显充血，角膜透明，上皮完整，中央前突变薄，余同术前。角膜 OCT 见图 3-11-5。以后未行复诊。

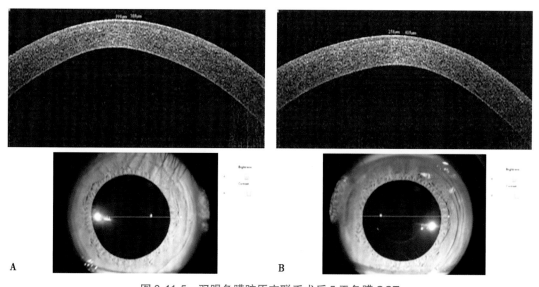

图 3-11-5　双眼角膜胶原交联手术后 5 天角膜 OCT

（高　华）

【典型病例 2：LASIK 术后角膜扩张】

1. 基本情况　患者男性，27 岁。

主诉：双眼 LASIK 术后 2 年，右眼视力下降半年。

现病史：2 年前患者于外院行双眼 LASIK 手术，自述术前双眼度数为 −6.00D 左右，散光 −1.00D，术后双眼裸眼视力 1.0。半年前患者自觉右眼视力下降。

2.眼科检查　裸眼视力：OD0.4，OS1.2。双眼结膜无明显充血，右眼角膜中央偏下方前突，左眼无特殊。散瞳查眼底未见异常。非接触式眼压计测量眼压：OD10mmHg，OS10mmHg。

3.辅助检查　角膜地形图检查：右眼角膜下方异常陡峭。右眼角膜曲率最高值为52.40D，左眼角膜曲率 Ks 值为41.2D（图 3-11-6）。前节 OCT：右眼角膜中央区后部基质信号增强，中央区角膜显著变薄；角膜最薄厚度右眼 330～370μm（图 3-11-7）。

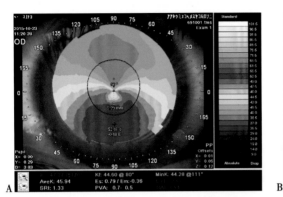 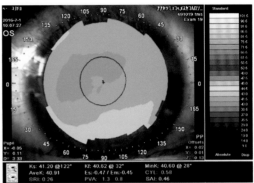

图 3-11-6　角膜地形图检查

A.右眼角膜下方异常陡峭，右眼角膜曲率最高值为52.40D；B.左眼角膜曲率 Ks 值为41.2D。

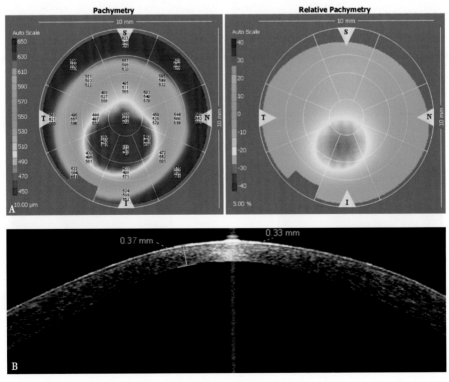

图 3-11-7　前节 OCT

右眼角膜最薄点在中央偏下方，最薄厚度右眼 330～370μm。

4. 临床诊断　①右眼角膜扩张，②双眼 LASIK 术后。

5. 诊治经过

（1）处理：右眼角膜瓣层间 SMILE 微透镜组织植入术。植入同种异体、术前屈光度 −5.0D、6.0mm 直径的微透镜组织。术后予右眼妥布霉素地塞米松滴眼液每日 4 次 ×10 天，改为 0.1% 氟米龙滴眼液每日 4 次 ×1 个月，每日 3 次 ×1 个月，每日 2 次 ×1 个月。

（2）随访及预后

右眼术后 3 个月：右眼角膜透明，角膜中央厚度 530μm、最薄点厚度 500μm（图 3-11-8）；并行右眼去上皮角膜胶原交联术，术后常规局部用药，0.1% 氟米龙滴眼液，每日 4 次 ×1 周，每日 3 次 ×1 周，每日 2 次 ×1 周，每日 1 次 ×1 周；联合玻璃酸钠滴眼液，每日 4 次。裸眼视力 0.4，显然验光，OD−8.00DC×80=0.6，验配戴 RGP，矫正视力 0.8。

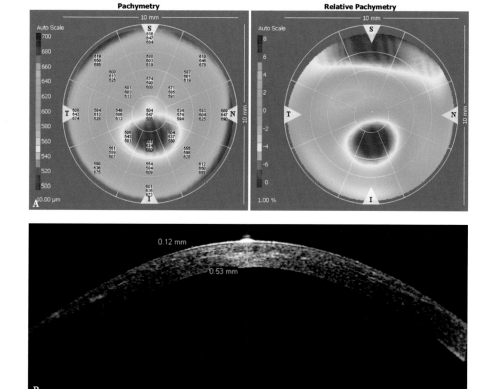

图 3-11-8　前节 OCT 检查

右眼角膜瓣层间 SMILE 微透镜组织植入联合角膜胶原交联术后随诊，角膜形态、曲率稳定。

【经验分享】

继发角膜扩张或圆锥角膜是指角膜屈光术后发生的进展性角膜变薄、扩张性疾病。临床表现为患者术后逐渐出现的视力下降，伴有近视或散光的增加以及角膜不规则的形态凸起。在成人近视眼中可疑圆锥角膜和圆锥角膜各占比千分之一，多数呈进行性发展难以控制。多双眼发生，严重者视力明显下降、角膜持续变薄，晚期会出现急性角膜水肿、瘢痕。表层手术和 SMILE 后发生比例少于 LASIK 手术。部分早期圆锥角膜患者隐藏在近视手术的人群中，术前不容易发现。因此，术前严格筛选非常重要，但是也有患者未到发病时期屈光手术前有时也难以排出。术后随诊很重要。发生角膜扩张、膨隆或继发圆锥角膜要根据专家共识进行治疗。角膜胶原交联技术安全有效，绝大多数患者可以延缓疾病的发展。角膜胶原交联术后仍要告知患者需要长期随诊。屈光术后角膜扩张的治疗与圆锥角膜类似，早期病情无明显进展的患者可配戴 RGP 提高视力，进展期可采用角膜胶原交联技术控制病情进展，但对于屈光手术后角膜过薄，但目前角膜供体缺乏，SMILE 来源的角膜微透镜具有新鲜、透明，来源方便、排斥反应小等特点，为圆锥角膜的治疗提供新鲜的角膜材料来源和治疗的新思路，也为角膜胶原交联术加固角膜提供了基础。

（李　莹　姜　洋）

第十二节　干　　眼

【概述】

角膜屈光手术相关干眼是术后较为常见的主诉之一，其发生与手术机械性创伤、角膜神经损伤、手术相关炎症反应、围手术期药物的使用，以及泪液动力学改变等多种因素有关。不同术式术后干眼发生率不同。通常角膜表层手术后干眼的发生率低于基质手术，角膜基质手术中以准分子激光原位角膜磨镶术（laser in situ keratomileusis，LASIK）后干眼最为常见，发生率为 47%～52%（取决于角膜瓣蒂的位置）；飞秒激光辅助 LASIK（femtosecond laser assisted-LASIK，FS-LASIK）次之，发生率约为 8%；飞秒激光小切口角膜基质透镜取出术（femtosecond laser small incision lenticule extraction，SMILE）最为少见。

【典型病例：FS-LASIK 术后干眼】

1. 基本情况　患者女性，36 岁。

主诉：双眼 FS-LASIK 术后双眼干涩、异物感、视力波动 2 周。

现病史：患者于 1 个月前行双眼 FS-LASIK 手术，术前眼部检查未见明显异常，既往无眼病史，术前验光 OD-8.75DS=1.0，OS-8.00DS/-0.50DC×172=1.0，中央角膜厚度 OD534μm，OS540μm。患者 FS-LASIK 手术顺利，术后第一天视力 1.0，查体角膜透明，角膜瓣贴合良好，术后 2 周逐渐出现双眼干涩、异物感等不适，视力有波动感，下午或用眼久后眼疲劳不适，视物模糊，滴眼药后可暂时缓解。

2. 眼科检查　裸眼视力 OD1.0，OS1.0，非接触眼压 OD9.3mmHg，OS9.8mmHg；裂隙灯检查见双眼结膜轻度充血 +，角膜上皮可见点状粗糙，角膜荧光染色可见上皮弥漫点状着染，局部呈片状，角膜瓣贴合良好，层间反应（-），前房未见炎症，晶状体透明，眼底检查正常。

3. 辅助检查　Schirmer：OD5mm/5 分钟，OS8mm/5 分钟。泪膜破裂时间（BUT）：OD2 秒，OS3 秒。荧光染色见图 3-12-1，角膜共聚焦显微镜检查见图 3-12-2。

4. 临床诊断　①双眼干眼，②双眼 FS-LASIK 术后。

5. 诊治经过　选择无防腐剂的人工泪液、促进黏蛋白分泌的人工泪液及低浓度糖皮质激素，睡前应用小牛血去蛋白眼用凝胶。治疗 4 周后上皮逐渐修复，裂隙灯下可见双眼下方局部角膜仍有点状荧光素染色，荧光染色较以前减少（图 3-12-3）。患者临床主观症状明显减轻，视力波动感消失，查体见角膜上皮缺损修复，角膜神经较前密度增加（图 3-12-4）。治疗 8 周后，患者症状完全缓解，角膜透明，上皮光滑。

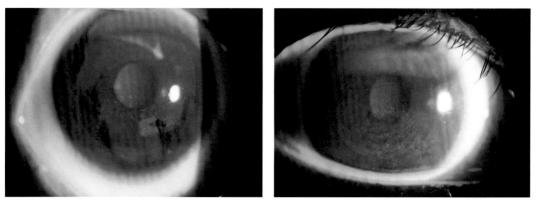

图 3-12-1　双眼角膜荧光染色可见上皮弥漫点状着染，局部呈片状

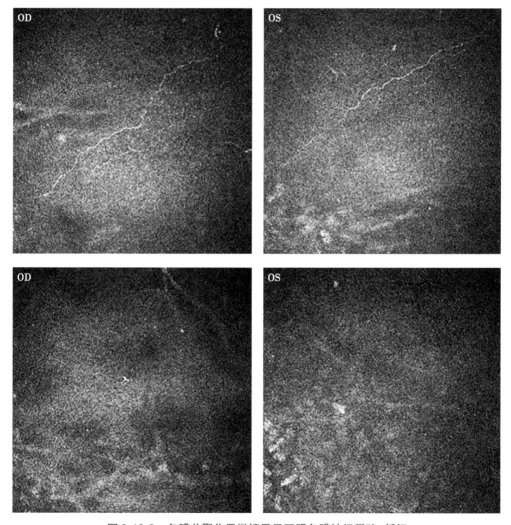

图 3-12-2　角膜共聚焦显微镜显示双眼角膜神经稀疏，纤细

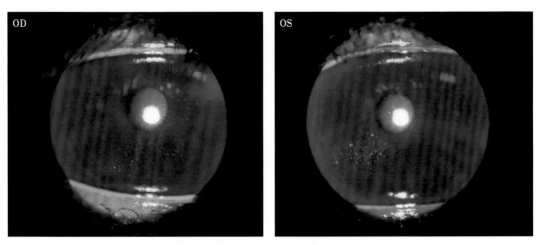

图 3-12-3　裂隙灯下可见双眼下方角膜局部点状荧光素染色

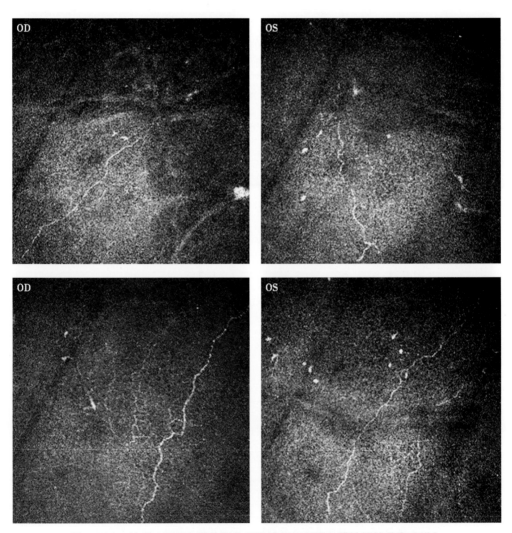

图 3-12-4　治疗 4 周后角膜共聚焦显微镜显示双眼角膜神经较前密度增加

【经验分享】

预防是屈光手术相关干眼最重要的措施。应重视围手术期干眼的筛查，并针对可能的危险因素及手术损伤机制进行预防性治疗。术后早期应用不含防腐剂的人工泪液及凝胶、促进黏蛋白分泌的人工泪液；合并明显炎症反应者可局部加用糖皮质激素、低浓度环孢素Ⅱ，以及严重病例加用局部自体血清滴眼液。依据病情的严重程度，治疗应当持续 3～6 个月，少数患者甚至需要更长时间的治疗。

（龙　琴　陈　迪）

第四章 SMILE 手术相关并发症

第一节 SMILE 手术相关并发症概述

飞秒激光小切口角膜基质透镜取出术（femtosecond laser small incision lenticule extraction，SMILE）是目前主流的角膜屈光手术之一。相对于其他的角膜屈光手术，SMILE 手术是利用飞秒激光来完成透镜切削，手术取出透镜，因此手术操作程序较多，技术要求较高。由于手术中操作不当可以引起角膜帽损伤、切口撕裂、上皮破损、角膜基质透镜分离困难、透镜撕裂、透镜残留、透镜寻找困难和上皮植入等并发症。患者配合不佳可能导致在不同扫描时期的负压脱失，个别患者可能就此手术中断。因为患者角膜上皮异常、层间脂质或气泡、设备或者光路问题可以出现扫描黑斑、不透明气泡层（opaque bubble layer，OBL）。SMILE 也可能出现常规的角膜基质屈光手术后相关的并发症，包括弥漫性层间角膜炎（diffuse lamellar keratitis，DLK）、角膜基质层间混浊、免疫性角膜炎、感染。SMILE 由于是层间透镜取出，手术后出现屈光度回退、欠矫和过矫的比例较少，同时该手术对角膜神经损伤相对较小，术后干眼的发生比例较低且严重程度较轻。SMILE 对手术技术要求高，需要不断提高显微手术操作技术，避免操作失误导致并发症的发生，术前良好的患者教育将有效避免因为配合不良引起的并发症；同时要不断丰富角膜和眼表疾病相关专业知识，加强围手术期管理，严格随访，早期发现和早期处理将有利于并发症的有效防控。

（邓应平）

第二节 脱负压吸引

【概述】

脱负压吸引（失吸）即术眼脱离锥镜平面，由角膜表面水分过多或患者固视不良或眼睛突然转动等原因引起手术激光源在扫描的过程中激光负压力脱失，致使激光器的扫描自行停止，可能会严重影响透镜手术的正常工作和进行。原因可能为负压吸盘大小与患者角膜不匹配、有结膜组织或泪液等吸入吸盘或者患者挤眼、眼球异常转动、结膜松弛，甚至头位改变等，因此在操作时尽量避免这些风险因素。当发生吸盘移位或丢失时应停止激光扫描，根据患者状态及手术进度综合评价后，再决定是二次对中心负压吸引后继续完成手术，还是改变手术方式，或是停止手术。

【典型病例：SMILE 术后失吸处理】

1. 基本情况　患者男性，27 岁。

主诉：双眼远距离视物模糊12年。

现病史：患者12年前无明显诱因发现双眼远距离视物模糊，近视力正常，配近视镜矫正，近2年近视度数基本稳定，为手术摘镜来我院就诊拟行双眼SMILE手术。

2．眼科检查　裸眼视力：OD0.1，OS0.1。双眼结膜无充血和水肿，结膜囊内无分泌物，双眼角膜光滑透明，前房深度适中，房水清，瞳孔等大正圆，居中，约3mm，对光反射（+），晶状体透明。散瞳眼底检查：视盘色正界清，C/D=0.3，盘周可见弧形斑，黄斑中心凹反射（+），豹纹状眼底改变。验光检查：OD-3.50DS=1.0，OS-3.25DS=1.0。非接触式眼压计测量眼压：OD16mmHg，OS16mmHg。

3．辅助检查　角膜地形图形态未见明显异常。

4．临床诊断　双眼屈光不正。

5．诊治经过　双眼行SMILE手术，右眼手术顺利（图4-2-1），左眼飞秒激光扫描过程中在最后阶段边切口时候失吸（图4-2-2）。

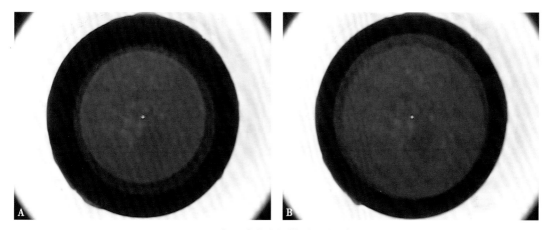

图4-2-1　全飞秒激光扫描过程中，右眼顺利

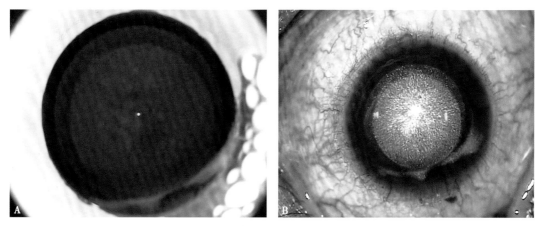

图4-2-2　全飞秒激光扫描过程中，左眼失吸

6．处理方式　针头机械制作边切口，分离并取出透镜，透镜完整。

7. 术后及随访

术后第一天：裸眼视力 OD1.0，OS1.2；验光检查，OD+0.25DS/−0.50DC×6，角膜地形图检查见图 4-2-3。

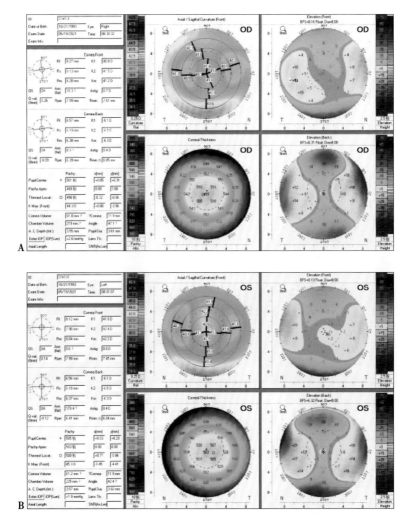

图 4-2-3　术后 1 天，双眼角膜地形图

【经验分享】

分析 SMILE 飞秒激光失吸的原因可能为：①负压环大小与患者角膜不匹配；②随负压环吸引角膜时间延长，患者维持眼部固定的耐力下降；③患者紧张、挤眼、转动眼球、下颌抬高等。术前应充分和患者沟通讲解手术中的注意事项、术中不时提醒患者放松全身，不要挤眼，不要抬高下颌。

对于 SMILE 术中失吸处理分为：

（1）透镜底部切割≤10% 失吸，手术设计不变，继续完成手术。

（2）透镜底部切割≥10% 失吸，应择期行 SMILE 手术，或者重新输入新的患者名字（如原患者名字后面 +"2"），手术设计原数据不变继续完成飞秒激光制作角膜透镜，或可以改行

FS-LASIK 手术。

（3）透镜侧切过程失吸，从透镜侧切开始，透镜直径缩小 0.2～0.4mm。

（4）已完成透镜底部切割和侧切时失吸：①单纯制作角膜帽继续完成 SMILE 手术；②改行 FS-LASIK 手术；③改行飞秒激光基质透镜摘除术（femtosecond lenticule extraction，FLEx）手术；④放弃手术，延期治疗；⑤从头重新行 SMILE 手术激光扫描，但须谨慎。

（5）透镜及角膜帽制作完毕，切口未做：①重新制作切口，切口向内缩小 0.2～0.4mm；②机械制作切口，使用特殊器械，如刀片或者针头；③重新制作侧切，改行 FLEx 手术；④改行表层手术；⑤推迟手术，择期再行 SMILE 或其他手术。

（方学军）

第三节　透镜分离困难

【概述】

临床中 SMILE 手术中透镜分离困难包括寻找角膜基质透镜困难以及透镜分离过程困难。

1. 寻找角膜基质透镜困难，这在 SMILE 初学者手术中并不少见，有研究表明，角膜的变形幅度和透镜分离的困难程度有相关性，但与屈光度、眼压、角膜厚度没有相关性。如果透镜比较薄，可能会使解剖平面难以识别，导致透镜边缘寻找困难，目前文献报道的发生率为 0.33%～7%。现在随手术熟练程度增加，发生率越来越低。

处理方法：①仔细寻找透镜边缘，放大手术显微镜倍数或打开附置的裂隙灯，确认透镜的位置，尝试分离器在上、下方试探式分离，寻找透镜的边缘。②仍不能完成者应暂停手术，不应强行分离，以避免形成非预期"透镜"。应用前节 OCT 测量角膜的厚度并观察手术扫描痕迹，确认微透镜的位置，并求助上级医师帮助处理。③若仍无法找到透镜，可暂闭合切口，将已分离的组织平整复位，数月后再行表层手术或 FS-LASIK 等其他方式手术。

2. 角膜基质透镜分离困难，一般见于激光能量异常、激光扫描区域出现黑区或严重的 OBL，以及角膜组织结构异常等原因。

处理：①对于分离困难程度较轻，可调整分离方向，从不同角度、不同方位轻轻分离，也可以尝试采用水浸润分离，降低分离阻力；②局部区域分离困难（例如黑斑），如果面积不大，特别在周边区域，可以采用上述方法分离，但分离次序为先完成分离困难区域，再进行其他区域的分离；③对于大区域黑斑（特别是累及瞳孔区域），或预计分离明显困难，建议暂时中止手术，寻找原因择期手术，或改为其他术式。

【典型病例：SMILE 术中透镜分离困难】

患者男性，23 岁。SMILE 术中飞秒激光发射可见大片黑斑（图 4-3-1）。造成分离困难，建议终止手术。如果硬性分离，可以导致上层或者

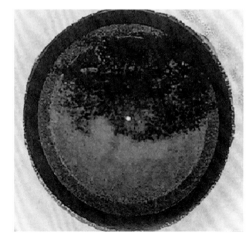

图 4-3-1　SMILE 激光时发现大区域黑斑（累及瞳孔区）

下层分开困难，或者不能完全分开（图4-3-2，图4-3-3），必须停止手术。

　　患者女性，30岁。SMILE手术中双眼激光扫描时均出现少量黑斑（图4-3-4），可以试行分离，往往分离稍有困难，仔细分离，绝大多数可以分开。

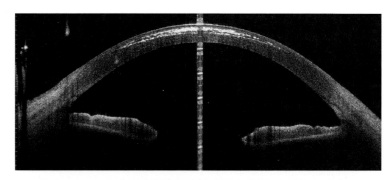

图4-3-2　OCT水平方向显示透镜下层已分离，上层没有分离开
（该图片由上海复旦大学郑克医生提供）。

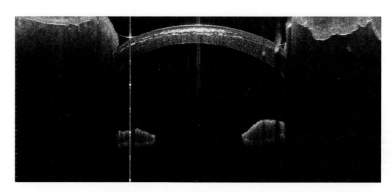

图4-3-3　OCT垂直方向显示透镜下层已分离，上层没有分离开
（该图片由上海复旦大学郑克医生提供）。

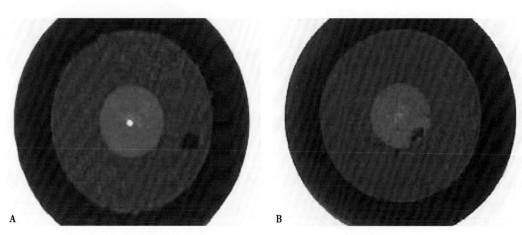

图4-3-4　SMILE激光时发现左右眼见少量黑斑

【经验分享】

根据造成透镜分离困难的原因进行谨慎地处理。如果在分离的过程中,上下两个平面之间出现较大的阻力,应该仔细辨别上下层的位置,必要时停止分离。不可强行进行粗暴操作,进而造成更大的损伤。

（白　继　马　可）

第四节　透　镜　残　留

【概述】

SMILE 手术透镜残留是 SMILE 术中可能的并发症之一,是指 SMILE 术中操作未能完整取出角膜层间透镜,形成部分透镜在囊袋内残留。国内外学者对于透镜残留发生率的报道是 0.27%～9%,其发生原因包括:①分离透镜用力过猛,导致透镜边缘撕裂;②透镜分离过快,采用撕拉的方式取透镜;③透镜扫描欠佳,透镜边缘 OBL 多,形成毛刺样边缘,分离时容易残留锯齿样边缘;④分离手法不当,导致术中透镜破裂。如果发生透镜残留,可以使用曲安奈德显示透镜的边缘。一些空气气泡也可能聚集在透镜的边缘帮助辨别。还可以使用 AS-OCT 和角膜地形图帮助判断残留透镜的位置和形态。

对于残留透镜的处理:原则上应全部取出,尤其残留在光学区域内。但若仅在边缘部位残留极小条带状组织,可以不取或者暂缓处理,对视力及视觉质量没有影响者可观察。对于透镜直接取出困难者,也可以应用 VisuMax 自带的 CIRCLE 软件,扩大切口或将角膜帽转换为角膜瓣,有利于残留透镜的寻找与去除。对于完全不能取出的透镜,待屈光状态稳定后采用个性化准分子激光手术处理。

【典型病例:SMILE 透镜残留】

1. 基本情况　患者男性,18 岁。

主诉:术后第一天常规复查裂隙灯发现左眼鼻下方有星月形透镜残留。

现病史:患者因为双眼近视一天前行 SMILE 手术。术前基本情况:屈光度,OD−5.25DS/−1.25DC×180=1.2,OS−1.25DS/−0.75DC×180=1.2;角膜厚度,OD538μm,OS538μm;角膜直径,OD11.91mm,OS11.76mm;角膜曲率,OD41.12D×179,42.99D×86;OS41.06D×166,41.75D×76。手术设计:右眼视区 6.5mm,角膜基质残留厚度 292μm;左眼视区 6.5mm,角膜基质残留厚度 357μm。

2. 眼科检查　术后第一天检查情况:裸眼视力 OD1.2,电脑验光 +0.25DS/+0.75DC×125,眼压 14mmHg;裸眼视力 OS1.0,电脑验光 +1.50DS/+2.5DC×140,眼压 14mmHg。左眼鼻下方星月形透镜残留。

3. 辅助检查　角膜地形图检查结果如下:右眼角膜地形图正常(图 4-4-1);左眼显示鼻下方透镜边缘区轻度隆起(图 4-4-2)。OCT 提示局部透镜残留(图 4-4-3)。

4. 临床诊断　①左眼透镜残留,②双眼 SMILE 手术后。

5. 诊治经过　立即安排手术取出残留透镜,手术顺利。

术后一个月检查:右眼裸眼视力 1.2,电脑验光 +0.25DS/+0.5DC×146,左眼裸眼视力 1.2,电脑验光 +0.5DS/+0.25DC×42。复查角膜地形图显示无异常(图 4-4-4)。

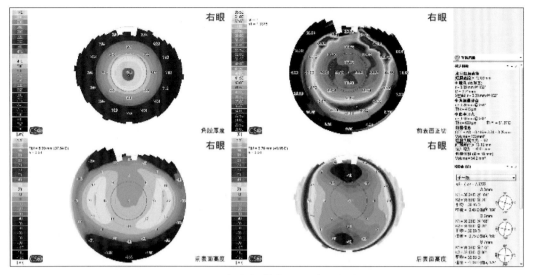

图 4-4-1 右眼角膜地形图,未见异常

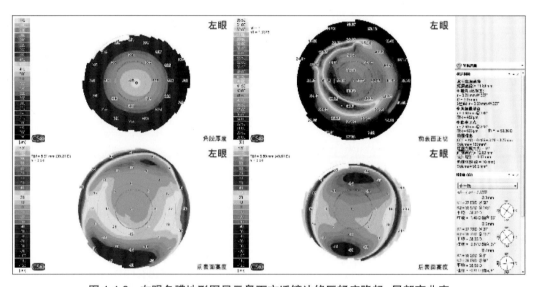

图 4-4-2 左眼角膜地形图显示鼻下方透镜边缘区轻度隆起,局部高曲率

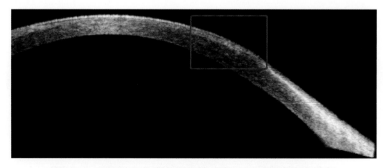

图 4-4-3 SMILE术后发现透镜残留,OCT提示高密度影
(该病例由四川大学华西医院邓应平教授提供)。

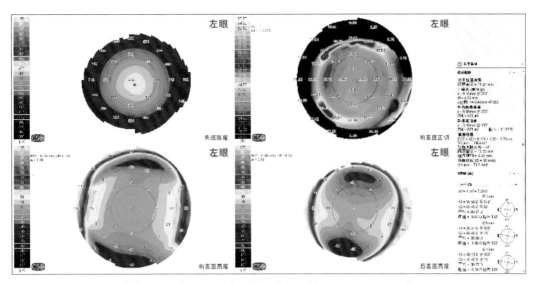

图 4-4-4　左眼透镜残留取出术后角膜地形图显示无异常

【经验分享】

SMILE 手术透镜残留是手术中可能发生的并发症之一，手术操作的熟练和仔细基本可以做到有效预防透镜残留的发生，术中养成检查取出透镜的良好习惯，可以有效避免术后透镜残留。无论何时发现透镜残留，除非透镜残留非常小且在边缘，其他情况均尽量取出。

（白　继　马　可）

第五节　黑斑／不透明气泡层处理

【概述】

不透明气泡层（opaque bubble layer，OBL）是飞秒激光小切口角膜基质透镜取出术（SMILE）中常见的并发症。在手术过程中，飞秒激光短时间产生巨大能量将角膜组织光裂解形成大量微小气泡，大多数气泡会自行消散，但有时这些气泡会直接弥散进入角膜基质层间，形成不透明区。面积较大时可影响基质透镜的分离，影响激光跟踪，使手术难度增加。根据 OBL 的致密程度可分为硬性及软性 OBL，也有文献根据 OBL 分布的位置分为周边型和中央型。OBL 对 SMILE 的安全性、有效性、术后屈光度及视觉质量并无显著影响。

在激光扫描时，角膜基质可出现与扫描区域颜色不同的暗区，称为黑斑，为飞秒激光未能产生有效作用的区域，黑斑是由于吸引锥镜的表面和角膜表面之间存在小气泡或者睑板腺组织碎屑而导致局部激光传输不足，或者眼角膜表面干燥所致压平后激光不能透过压平界面。常见原因为睑板腺分泌物或结膜囊内异物附着于角膜或接触镜表面，或激光输出异常等。黑斑会导致组织间粘连而增加透镜分离的困难。预防黑斑的方法就是在接触角膜之前避免任何杂物粘在吸引锥镜上。如果吸引锥镜接触角膜发现杂物，应释放锥镜，清洗眼表并清除杂物，尝试再次对接吸引和／或重新更换锥镜。有学者认为如果黑斑影响角膜基质透镜分离，应立即停止手术，当黑斑范围较大，到达瞳孔区时应该放弃手术。

【典型病例 1：SMILE 不透明气泡层】

1. 基本情况　患者男性，30 岁。

主诉：双眼 SMILE 术后 1 天。

现病史：患者 1 天前行双眼 SMILE 手术，术前屈光度，右眼 −2.25DS/−0.75DC×180，左眼 −2.75DS/−0.50DC×180，手术顺利。术后第 1 天双眼裸眼视力 1.0，角膜透明，未见水肿及不透明区，常规予抗生素、抗炎治疗。

2. 术前检查　最佳矫正视力：OD1.0，OS1.0。非接触式眼压计测量眼压：OD18mmHg，OS20mmHg。结膜无充血，角膜透明，前房未见明显炎症，晶状体透明。散瞳眼底未见异常。术前角膜厚度 OD589μm，OS592μm。角膜曲率：OD46.45D×90，45.86D×180；OS46.66D×86，46.23D×176。

3. 手术设计　双眼角膜帽直径 7.6mm，帽厚度 120μm，透镜直径 6.6mm，右眼预计切削透镜厚度 63μm，左眼预计切削透镜厚度 69μm，术中飞秒激光扫描完成后双眼可见大片致密不透明气泡层（图 4-5-1），透镜层间结构难以辨别，仔细分离基质透镜，完整取出基质透镜，无透镜残留。

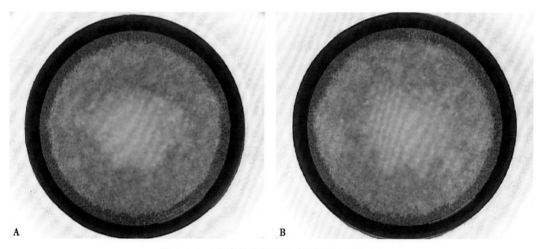

图 4-5-1　飞秒激光扫描结束后双眼 OBL 区

4. 临床诊断　双眼 SMILE 术后。

5. 诊治经过　患者术后第一天复查，无不适主诉。查体双眼裸眼视力 1.0，眼压，OD11mmHg，OS10mmHg。双眼结膜无充血，角膜透明无水肿，未见层间不透明气泡层。常规双眼予妥布霉素地塞米松滴眼液每日 4 次，玻璃酸钠滴眼液每日 4 次。

【经验分享】

影响 OBL 产生的因素包括角膜厚度、剩余角膜基质厚度、术中压平镜吸引面积、切削深度、激光脉冲频率、室内温度偏高等。前部角膜组织较致密，切削透镜层面表浅，OBL 形成的风险增加。减少 OBL 方法：对于患者角膜过厚可以适当增加角膜帽的厚度；降低室温；降低激光能量参数等。大多数 OBL 的形成不会产生严重并发症，但对于初学者，OBL 的形成会导致透镜分离困难，故应小心分离透镜，避免透镜残留。

（李　莹　阳　珊）

【典型病例 2：SMILE 术中黑斑】

1. 基本情况　患者男性，25 岁。

主诉：双眼远距离视物模糊 10 年。

现病史：患者 10 年前无明显诱因发现双眼远距离视物模糊，近视力正常，配近视镜矫正 10 年，近 2 年近视度数基本稳定，为手术摘镜来我院就诊。拟行双眼 SMILE 手术。

2. 眼科检查　裸眼视力，OD0.1，OS0.1。双眼结膜无充血和水肿，结膜囊内无分泌物，双眼角膜光滑透明，前房深度适中，房水清，瞳孔等大正圆，居中，约 3mm，对光反射（+），晶状体透明。散瞳眼底检查：视盘色正界清，C/D=0.3，盘周可见弧形斑，黄斑中心凹反射（+），豹纹状眼底改变。非接触式眼压计测量眼压：OD18.0mmHg，OS20.7mmHg。验光检查：OD−2.25DS/−0.75DC×10=1.2，OS−3.25DS=1.2。

3. 辅助检查　角膜地形图形态未见明显异常。

4. 临床诊断　双眼屈光不正。

5. 诊疗经过

（1）手术：双眼行 SMILE 手术，右眼手术顺利，左眼全飞秒激光过程中形成黑斑（图 4-5-2），左眼暂停手术，择期行左眼 SMILE 手术。一周后左眼再次激光完成 SMILE 手术，手术顺利。

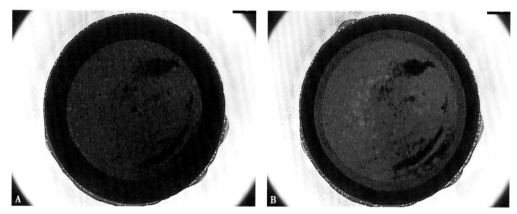

图 4-5-2　局部黑斑

左眼面积大片黑斑明显，A. 为下层扫描；B. 为上层扫描。

（2）随访及预后

第一次复查：右眼术后第 1 天，裸眼视力 OD1.0，OS0.1，验光检查，OD−0.25DS/−0.25DC×38，OS−3.50DS/−0.25DC×106，角膜地形图检查见图 4-5-3。

第二次复查：右眼术后 1 周，左眼术后第 1 天，裸眼视力 OD1.2，OS1.0；验光检查，OD−0.25DS/−0.25DC×86，OS+0.25DS；双眼角膜地形图检查见图 4-5-4。

【经验分享】

左眼扫描过程中黑斑面积较大，不适合立即分离取出透镜，安全原则改为择期手术。一周后层间气泡基本吸收，角膜上皮光滑，再次原参数进行 SMILE 手术，手术顺利，术后常规用药和随诊。

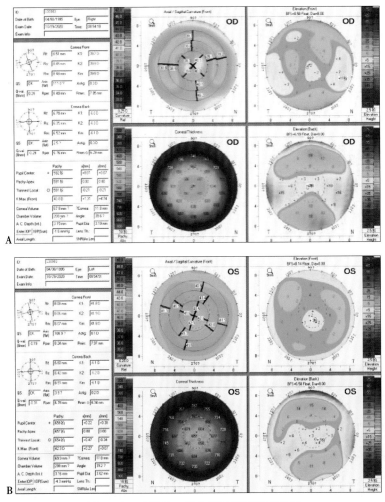

图 4-5-3　术后第一天角膜地形图检查结果

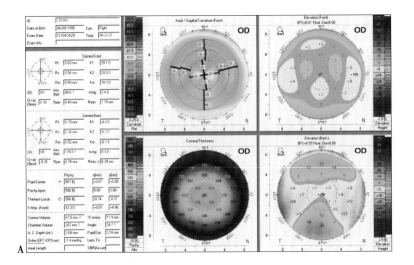

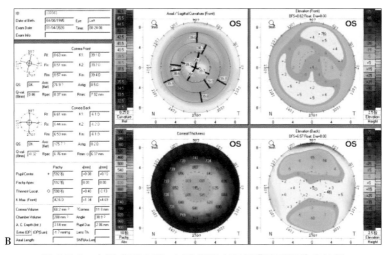

图 4-5-4　右眼术后 1 周, 左眼术后 1 天角膜地形图检查结果

（方学军）

【典型病例 3: SMILE 术中黑斑】

1. 基本情况　患者女性, 20 岁。

主诉: 双眼视力下降 12 年, 要求行激光手术治疗。

现病史: 软性角膜接触镜配戴 5 年, 停戴接触镜 1 个月。左眼睑腺炎切除术后 10 年。否认食物药物过敏史。

2. 眼科检查　眼位: 33cm 角膜映光检查, 眼位正; 眼球运动, 各方向眼球运动正常。双眼结膜无充血, 角膜透明, 角膜缘可见新生血管, 前房中深, 房闪（-）, 细胞（-）, 瞳孔圆, 光反应（+）, 晶状体透明。双眼视盘界清色可, C/D 约为 0.5, 黄斑中心凹反光可见, 视网膜平伏, 周边视网膜可见非压迫变白区。非接触式眼压计测量眼压: OD15mmHg, OS17mmHg。验光检查: OD-8.75DS/-0.25DC×5=1.0, OS-7.25DS/-1.00DC×180=1.0。

3. 辅助检查　角膜地形图 OD42.1D/42.1D, 最薄处 577μm; OS41.5D/42.4D, 最薄处 577μm（图 4-5-5）。眼轴: OD27.25mm, OS27.06mm。

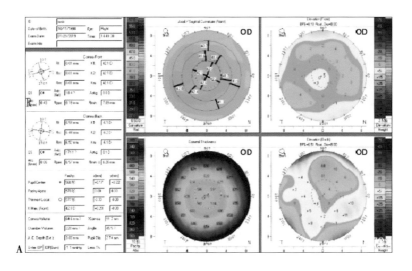

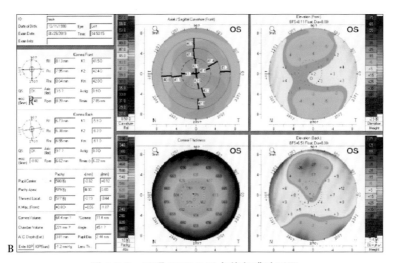

图 4-5-5　双眼 SMILE 手术前角膜地形图

4. 临床诊断　双眼屈光不正。

5. 诊治经过

（1）手术：于表面麻醉下行"双眼 SMILE 手术"，术中左眼扫描时颞下出现直径 3mm 大小黑斑（图 4-5-6），透镜分离至黑斑区域时缓慢仔细，经术者小心分离后能将透镜完整取出，因此选择继续分离透镜，透镜取出顺利。

（2）随访

第一次复查：术后第 1 天，双眼裸眼视力 1.2；电脑验光，OD 平光，OS-0.25DS；裂隙灯检查，角膜透明。双眼给予 0.1% 氟米龙滴眼液每日 4 次，左氧氟沙星滴眼液每日 4 次，玻璃酸钠滴眼液每日 4 次。

第二次复查：术后 1 周，视力，OD1.0，OS1.2；眼压，OD9mmHg，OS11mmHg；电脑验光，OD-0.25DC×7，OS-0.50DC×176；裂隙灯检查，角膜透明（图 4-5-7）。双眼给予 0.1% 氟米龙滴眼液每日 3 次，玻璃酸钠滴眼液每日 4 次。

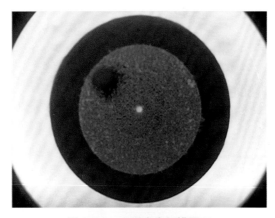

图 4-5-6　左眼术中扫描黑斑

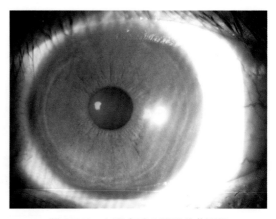

图 4-5-7　左眼术后 1 周眼前节照相

第三次复查：术后 1 个月，视力，双眼 1.2；眼压，OD13mmHg，OS10mmHg；电脑验光，OD-0.75DS/-0.25DC×61，OS-0.50DS/-0.25DC×148；裂隙灯检查，角膜透明。双眼给予玻

璃酸钠滴眼液每日 4 次。

第四次复查：术后 3 个月，视力，双眼 1.0；眼压，OD13mmHg，OS11mmHg；电脑验光，OD−0.50DC×66，OS−0.25DS/−0.50DC×119；裂隙灯检查，角膜透明。双眼给予玻璃酸钠滴眼液每日 3 次。

【经验分享】

SMILE 术中出现黑斑直接影响手术安全性和效果。本案例中黑斑的产生系术中助手手套的水滴滴落在锥镜上导致扫描时能量分布不均（图 4-5-8），因此积极预防黑斑的发生，须排除光路上的任何可能的遮挡物，结膜囊要仔细清洁，吸盘吸附之前须擦去眼表脂质和水滴，同时一定要将锥镜面清理干净，避免影响激光的能量分布。

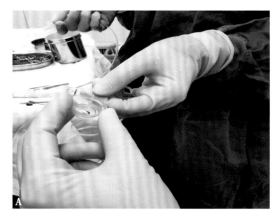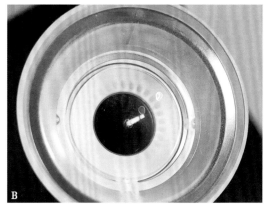

图 4-5-8　手套及锥镜的水滴

激光能量分布不均匀会在操作界面上出现黑斑，黑斑部位的透镜分离困难，出现黑斑后，需要根据其范围来选择下一步操作。为尽量避免黑斑的出现，首先要注意选用合适的能量。其次要保证基质的透明，一方面筛选患者时要注意，另一方面术前结膜囊清洁很重要，负压环吸附前须用吸水棉签轻轻擦去眼表脂质和泪水，避免角膜过度干燥形成气泡，否则会影响激光的能量分布。再次吸盘吸附角膜时尽量保持角膜平整。如黑斑范围过大，要慎重选择能否继续进行手术，这是由于过多的手术操作会影响患者术后视力的恢复，如黑斑范围较小，分离操作过程需要仔细，避免透镜或上层角膜组织破碎。避免黑斑的出现要注意选用合适的能量和保证基质的透明，因此筛选患者时要注意。

（刘明娜）

第六节　上 皮 植 入

【典型病例：SMILE 术后上皮植入】

1. 基本情况　患者女性，37 岁。

主诉：双眼 SMILE 术后 2 个月，自觉右眼暗环境视物清晰度下降。

现病史：患者于 2 个月前行双眼 SMILE 手术，术前屈光度，右眼 −8.00DS/−0.75DC×20=1.2，左眼 −8.50DS=1.2。手术顺利，术后第一天双眼裸眼视力 1.2。术后 2 个月复查，诉右眼暗环境视物清晰度下降。

2．眼科检查　裸眼视力：OD1.0，OS1.2。右眼瞳孔区鼻侧可见局限性角膜帽下上皮植入，余角膜透明，余前节（-）。散瞳查眼底未见异常。非接触式眼压计测量眼压：OD9mmHg，OS9mmHg。显然验光：OD-0.25DS/-0.75DC×10=1.2；OS-0.75DS=1.2。

3．辅助检查　眼前节照相：右眼鼻侧角膜帽下层间上皮植入（图4-6-1）。

角膜地形图：右眼角膜鼻侧局部隆起，相应部位角膜K最高值为43.8D，高于其颞侧对称K值7个单位（图4-6-2）。

前节OCT：右眼鼻侧角膜帽下层间上皮植入（图4-6-3）。

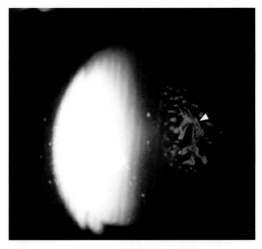

图4-6-1　治疗前右眼前节照相（箭头所示为病灶区）

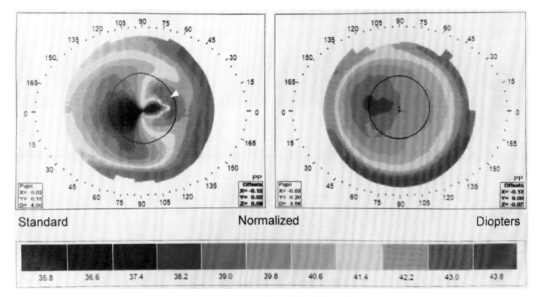

图4-6-2　治疗前双眼角膜地形图

箭头所示为病灶区对应部位，右眼鼻侧角膜地形图表现为明显局部隆起不对称，相应部位角膜K值明显增高。

4．临床诊断　①右眼角膜层间上皮植入，②双眼SMILE术后。

5．诊治经过

（1）处理：行右眼角膜层间上皮刮除术，术毕配戴角膜绷带镜。

（2）随访及预后：术后1天，裸眼视力，OD0.9，电脑验光，OD-0.75DS/-0.75DC×97，右眼角膜绷带镜在位，角膜层间上皮清除干净（图4-6-4），未见感染体征。行角膜绷带镜摘除，并予术后常规抗炎、抗感染及人工泪液等局部点眼治疗。术后3个月，裸眼视力OD1.0，右眼角膜透明，角膜层间上皮清除干净（图4-6-5），余前节（-），患者诉右眼视物清晰度提高。

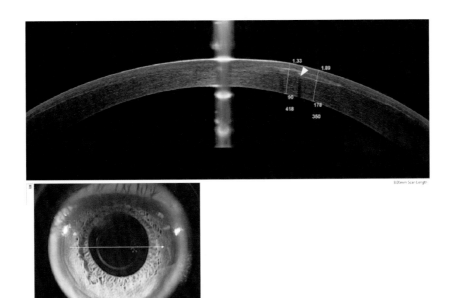

图 4-6-3　治疗前右眼前节 OCT
显示角膜帽下局部密度增加，局部不平（箭头所示为病灶区）。

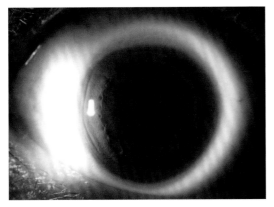

图 4-6-4　治疗后 1 天右眼前节照相
可见角膜层间上皮清除干净。

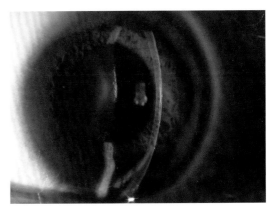

图 4-6-5　治疗后 3 个月右眼前节照相
可见角膜层间上皮清除干净。

【经验分享】

　　角膜瓣/帽下上皮植入是角膜屈光手术后角膜板层间上皮细胞的聚集，是板层角膜屈光手术后的常见并发症之一。临床可表现为角膜瓣不稳定、水肿、炎症等，以及角膜瓣/帽与基质层贴附不良，轻者引起最佳矫正视力轻微下降或像差增大，病变进展者可引起组织融解导致角膜不规则散光及视力显著下降。SMILE 术式不同于 LASIK/FS-LASIK 之处在于密闭的角膜帽空间限制了层间上皮植入的自如清除，故术者应重视 SMILE 围手术期的管控，技术娴熟、操作轻柔，避免术中上皮松脱、损伤，同时强化术终切口的密闭性。出现此类问题时应关注患者术后主诉、屈光度及角膜地形图形态变化与前节 OCT 组织界面图像及厚度异常分布做综合分析评估，制订合理方案。故及早发现并有效处理方有利于该类病情的良好预后及合理转归。

（张丰菊　孙明甡）

第七节 感 染

【概述】

屈光手术术后发生感染为各类屈光手术术后最严重的并发症,其最终的结局往往不佳,严重者甚至角膜穿孔,需要进行角膜移植手术治疗。屈光术后感染发生率低,一旦发生,对患者的视觉健康打击是巨大的。对医生和屈光手术中心同样会造成影响。此并发症重在术前预防,手术须严格按规范进行筛选和用药方能减少不良事件的发生。

【典型病例 1: SMILE 术后感染】

1. 基本情况 患者男性,25 岁。

主诉:双眼 SMILE 术后 4 天,右眼视物模糊伴眼红、眼痛 1 天。

现病史:患者因屈光不正行双眼 SMILE 手术,术前双眼度数均为 -5.0D,否认角膜接触镜配戴史、否认全身病史、否认眼部病史及手术外伤史。自述术后第 2 天不小心淋雨,右眼不慎落入雨滴。术后第 4 天右眼疼痛视物模糊就诊。

2. 眼科检查 裸眼视力:OD0.2,OS1.0。裂隙灯检查:右眼眼睑肿胀伴结膜混合充血 +++,角膜层间可见散在点片状灰白色病灶,病灶周围角膜浸润水肿伴角膜上皮水肿。余前节(-)(图 4-7-1)。散瞳查眼底未见异常。非接触式眼压计测量眼压:OD12mmHg,OS13mmHg。电脑验光:OD-0.50DS/-1.50DC×120; OS-0.5DS。

3. 辅助检查 前节 OCT:右眼角膜帽-基质层间显示弥漫性不规则的高反光区(图 4-7-2)。

4. 临床诊断 ①右眼感染性角膜炎,②双眼 SMILE 术后。

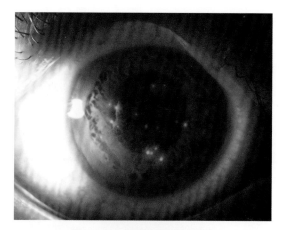

图 4-7-1 右眼治疗前外眼像
见局部散在点、片状浸润。

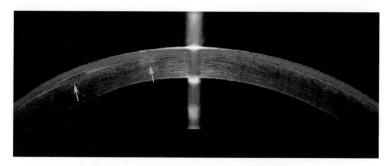

图 4-7-2 右眼治疗前前节 OCT 局部混浊

5. 诊治经过

(1)处理:①患者于就诊当日在我院手术室进行角膜层间渗出物取出及抗生素冲洗,常规消毒铺巾,在角膜下方做辅助角膜层间切口,生理盐水自角膜上方手术切口冲洗病灶干净后,同时收集角膜层间渗出物涂片及送检培养。配置万古霉素 50mg/mL 进行角膜层间冲洗。②待角膜层间显微镜涂片检查结果为分枝杆菌感染后,自配万古霉素滴眼液每小时 1 次,阿米卡星滴眼液每小时 1 次交替点眼。③玻璃酸钠滴眼液每日 4 次。④小牛血去蛋白提取物眼用凝胶睡前 1 次。

（2）随访及预后:治疗 5 天后,患眼自述疼痛缓解,眼睑无明显肿胀。裸眼视力:OD0.3,OS1.0。眼压:OD11mmHg,OS10mmHg。显然验光:OD-0.25DS-1.00DC×100=0.4,OS-0.5DS=1.0。裂隙灯检查右眼结膜充血明显减轻,角膜层间浸润灶较前缩小,角膜基质轻度混浊,可见角膜下方切口闭合好（图 4-7-3 箭头）。前节 OCT 显示角膜水肿减轻,浸润范围缩小,层间可见高反射带（图 4-7-4）。感染控制有效,仍须抗炎治疗。抗生素更改为阿米卡星滴眼液每日 8 次,点眼一周后停药;加替沙星眼用凝胶每

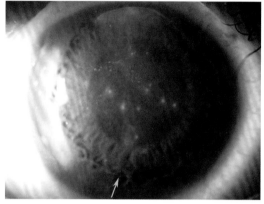

图 4-7-3　右眼治疗 5 天后外眼像
箭头所示下方切口处闭合佳,可见点状浸润灶。

日 6 次,一周后改为每日 4 次;1% 醋酸泼尼松龙滴眼液每日 6 次,每周减量 1 次;盐酸卡替洛尔滴眼液每日 2 次;0.3% 玻璃酸钠滴眼液每日 4 次;地夸磷索钠滴眼液每日 4 次。该方案治疗 28 天后,裸眼视力:OD1.0,OS1.0。眼压:OD12mmHg,OS13mmHg。显然验光:OD-0.25DS=1.0,OS-0.5DS=1.2。裂隙灯检查可见角膜清,局部仅存轻度点状云翳,角膜下方切口愈合好,无明显痕迹（图 4-7-5）;前节 OCT 显示角膜反射均匀,角膜帽 - 基质界面散在轻度高反射区域（图 4-7-6）。

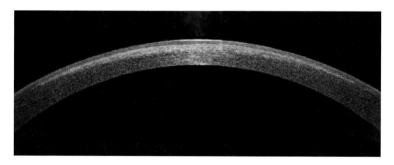

图 4-7-4　右眼治疗 5 天后前节 OCT
前基质手术界面高反光。

【经验分享】

强调加强 SMILE 围手术期的管控,避免出现有菌性和无菌性角膜感染的问题,及时发现问题,时刻要保持清醒而正确的诊疗思维,有的放矢地解决问题,挽救患眼的视觉质量尤为重要。在角膜屈光手术感染性角膜炎的治疗过程中,当角膜的感染浸润累及光学区的基质界面,局部抗生素滴眼液治疗效果不明显时,提倡尽早进行角膜层间的抗生素冲洗。角膜层间抗生素冲洗有利于抗生素渗透,同时能够去除部分病原菌及冲淡炎性介质,减缓组织的受损程度。

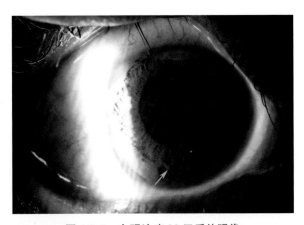

图 4-7-5 右眼治疗 33 天后外眼像

箭头所示下方切口处愈合无痕迹,局部仅存轻度点状云翳,角膜下方切口愈合好,无明显痕迹。

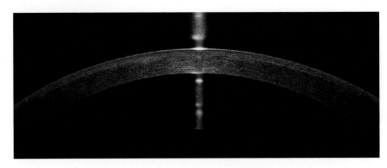

图 4-7-6 右眼治疗 33 天后前节 OCT

角膜反射均匀,角膜帽 - 基质界面散在轻度高反射区域。

在 LASIK(FS-LASIK)手术中,可掀瓣冲洗,如已形成角膜瓣广泛融解坏死,可去除上皮瓣。而在 SMILE 手术中,如角膜帽未融解坏死,可行囊袋抗生素冲洗。本例中在角膜下方做辅助切口有利于冲洗更加充分。近年来,临床病例显示在感染完全控制的情况下,加用糖皮质激素能够减轻炎症反应,改善预后,且未见感染复发。但是,糖皮质激素的加入需要十分谨慎,应在感染完全控制的前提下并用,用药过程需要医生严密监控角膜反应及眼压变化,保护眼表微环境尽快恢复,同时须避免过多种类药物同时高频度使用造成的角膜药物毒性反应。

(张丰菊 来凌波)

【典型病例 2:SMILE 术后细菌性角膜炎】

1. 基本情况 患者男性,18 岁。

主诉:双眼近视于外院行 SMILE 手术 21 天,术后眼红、疼、流泪伴视力下降 14 天。

现病史:患者 SMILE 手术顺利。术前屈光度:OD-4.0DS,OS-2.0DS。术后第一天双眼裸眼视力 1.0。术后一周患者出现右眼红、疼、流泪伴视力下降到眼前指数。外院检查右眼角膜局限性浸润病灶,予局部妥布霉素地塞米松和加替沙星滴眼液点眼,口服阿奇霉素,症状无明显缓解,角膜浸润病灶较前加重。以后治疗过程中表面麻醉下先后行右眼角膜瓣层间冲洗 + 角膜胶原交联术 3 次,术中角膜刮片抗酸染色可见大量杆菌,并送病原学检查,同时停用局部糖皮质激素,加强局部抗生素治疗。病原学检查结果回报为脓肿分枝杆菌感染。患者仍觉右眼红疼、流泪、视力不提高,来我院就诊。

2. 眼科检查　视力：OD 指数，光定位准确；OS1.0。眼压：OD 指测 Tn，OS15mmHg。右眼结膜高度混合充血 ++++，角膜中央弥漫水肿、不平，可见圆形灰白溃疡和散在粟粒状浸润（图 4-7-7），KP 未能窥清。瞳孔药物性散大至 7mm，晶状体、玻璃体、眼底窥不清。左眼未见异常。

3. 辅助检查　共聚焦显微镜：右眼角膜基质可见圆形高反射信号，未见菌丝样结构（图 4-7-8）。

4. 临床诊断　①右眼细菌性角膜炎，②双眼 SMILE 术后。

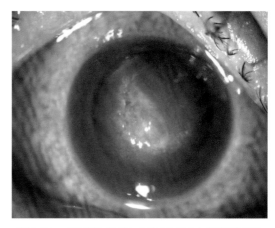

图 4-7-7　我院治疗前（术后 21 天）右眼前节照相
右眼结膜混合充血 ++++，角膜溃疡水肿。

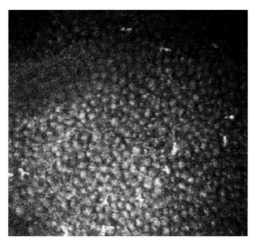 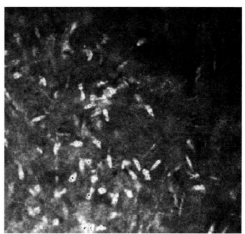

图 4-7-8　我院治疗前（术后 21 天）共聚焦显微镜检查

5. 诊治经过　为方便治疗收入院。根据药敏结果，调整局部抗生素及全身抗感染治疗方案：口服克拉霉素 250mg 每日 2 次；右眼表面麻醉下行阿米卡星 20mg 结膜下注射每日 1 次；左氧氟沙星 ＋阿米卡星滴眼液（40mg/mL）每小时 1 次；加替沙星眼用凝胶每日 2 次；阿托品眼用凝胶每晚 1 次。治疗 2 日后患者自觉畏光、眼痛症状减轻，视力提高至 0.01。角膜情况同前（图 4-7-9）。

治疗 1 周后自觉症状减轻，右眼视力同前，角膜浸润较前减轻（图 4-7-10），裂隙灯检查右眼可见大量灰白色 KP，加用口服泼尼松龙 30mg，每日 1 次；配戴角膜绷带镜以利于上皮修复。

治疗 10 日后右眼视力提高至 0.02，角

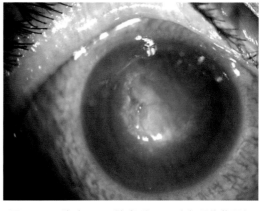

图 4-7-9　治疗 2 天后（术后 23 天）右眼前节照相

膜上皮完全愈合（图 4-7-11）。随后共聚焦显微镜显示局部高反光，细胞活跃，未见炎症细胞样结构（图 4-7-12），局部加用妥布霉素地塞米松眼膏，在严密观察用药后病灶稳定的情况下加用右眼 0.1% 氟米龙滴眼液每日 4 次。

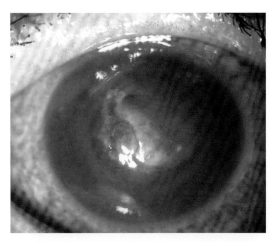

图 4-7-10　治疗 1 周（术后 28 天）右眼前节照相，角膜水肿较前减轻

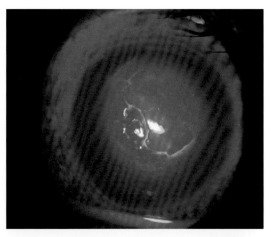

图 4-7-11　治疗 10 日（术后 31 天）右眼角膜荧光染色可见角膜上皮完整

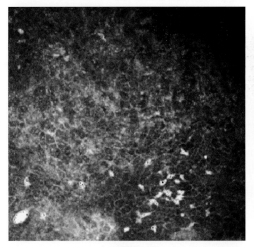
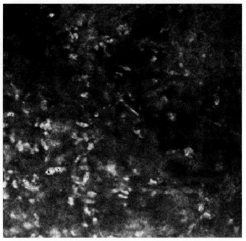

图 4-7-12　治疗 10 日（术后 31 天）共聚焦显微镜检查

治疗 2 周，裸眼视力 OD0.12，眼压 Tn，结膜充血较前明显减轻，荧光染色无明显着染，角膜中央部水肿，浸润明显减轻（图 4-7-13）。KP 基本消退，前房未见明显炎症，瞳孔药物性散大，最好矫正视力（BCVA）：-1.50DS/-1.5DC×30=0.2⁻，摘掉绷带镜，出院返乡，并嘱咐注意事项及用药，随诊复诊。

患者回家后 1 周，自觉再次眼痛、畏光，右眼视力降至 0.15，当地再次检查发现角膜上皮缺损，并再次转入我院继续治疗。

第二次入院检查发现局部角膜上皮缺损（图 4-7-14，图 4-7-15）。给予再次配戴角膜绷带镜，联合小牛血去蛋白提取物眼用凝胶每日 4 次，3 天，患者角膜充血减轻、角膜上皮缺损面积较前减小（图 4-7-16），愈合明显。加用口服泼尼松龙 30mg，每日 1 次，5 天；妥布霉素地塞米松眼膏每晚 1 次×1 周，玻璃酸钠滴眼液每日 4 次，患者不适症状缓解，取出角膜绷带镜。查体：裸眼视力 OD0.4，小孔 0.5，OS1.0；右眼结膜无明显充血，角膜上皮完整，中央溃疡基本愈合，KP（-）（图 4-7-17，图 4-7-18），左眼未见异常；眼压 OD14mmHg，OS15mmHg。出院后医嘱：右眼玻璃酸钠滴眼液每日 4 次，小牛血去蛋白提取物眼用凝胶每日 2 次，0.1%氟米龙滴眼液每日 2 次，1 周，每日 1 次，1 周后停用。

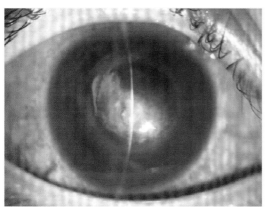

图 4-7-13　治疗 2 周（术后 35 天）
右眼角膜中央部水肿，浸润明显减轻，上皮完整。

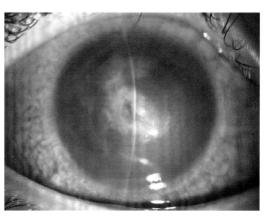

图 4-7-14　出院 1 周（再次入院当天，术后 42 天）
右眼再次出现中央角膜局部缺损。

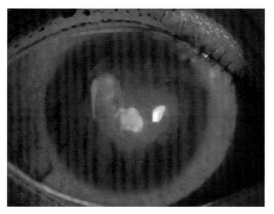

图 4-7-15　出院 1 周（再次入院当天术后 42 天）
右眼角膜荧光染色可见中央区域局部染色。

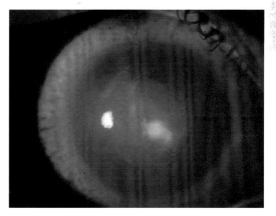

图 4-7-16　再次入院第 3 天（术后 44 天）
右眼角膜中央区域荧光染色面积缩小。

SMILE 后 3 个月当地复查右眼无充血，角膜中央斑翳，KP（-）。裸眼视力 OD0.4，矫正视力 0.5，OS1.0；眼压 OD11mmHg，OS14mmHg。

【经验分享】

角膜屈光手术 24～48 小时内患者可有畏光、流泪和视物模糊，随着时间逐渐减轻。一旦出现眼痛、畏光、眼红加重，须提高警惕，密切关注是否有感染发生，并且需要立即医院就

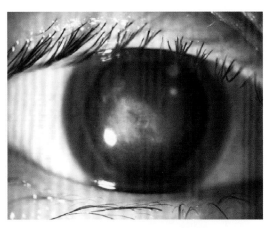

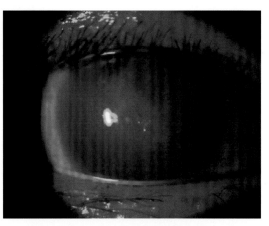

图 4-7-17　再次入院 10 天(术后 51 天)
右眼结膜轻度充血,角膜上皮完整,中央溃疡基本愈合,KP(−)。

图 4-7-18　再次入院 10 天(术后 51 天)
右眼角膜散在点状荧光染色着色。

诊治疗。术后感染可以发生在 48 小时,或者更长时间,有文献报道分枝杆菌感染也可以发生在术后 170 天。按照共识给予规范化治疗:①可疑感染立即停用局部糖皮质激素;②尽快进行抗生素层间冲洗,必要时多次冲洗联合病灶刮除治疗;③局部加强敏感抗生素,两种以上频繁交替点眼;④如仍无法控制,可考虑角膜胶原交联联合控制感染;⑤在病原体控制、病灶稳定、角膜上皮完整的情况下,考虑逐步加用口服糖皮质激素、局部糖皮质激素,减轻角膜水肿、炎症反应,减少溃疡局部过度异常胶原纤维增殖,促进视力提高。最后仍须强调,屈光手术必须严格按规范进行,重在术前预防,严格做好术前准备、术中无菌操作及术后合理抗生素使用,对术前有干眼、长期配戴接触镜和睑板腺功能障碍等患者需要提前治疗,方能减少不良事件的发生。

本病例诊断明确,治疗期间有反复、病程长、抗生素药物治疗有效,这除了与分枝杆菌的特性有关,同时与患者病情有好转后回家,路途远疲劳,休息不好,用药不及时也有一定关系。早期积极有效的局部冲洗、药物治疗、角膜胶原交联为后期治疗和角膜愈合奠定了基础。但是对于术后角膜炎症原因不定的情况下建议立即停用局部糖皮质激素,而且不宜过早使用。感染发生早期以局部和全身联合抗感染为主要治疗方案;在感染控制后的恢复阶段以抗角膜异常胶原过度增殖和营养为主要方案,减少瘢痕形成,尽量保存视力。

(李　莹　姜　洋)

第八节　角 膜 扩 张

【概述】

激光角膜屈光术后角膜扩张是指术后角膜出现类似于圆锥角膜的表现,如角膜进行性变薄,角膜曲率增大,视力及视觉质量受损,是屈光术后最严重的并发症之一。其发生的危险因素包括圆锥角膜家族史、高度近视、术前角膜厚度薄、剩余角膜基质床过薄等。术前严格掌握手术适应证,仔细筛查隐匿性圆锥角膜,合理选择手术方式及切削方法,尽可能节省正常的角膜组织,是有效预防屈光术后角膜扩张的有效方法。时刻保持警惕,早期发现干预是防止病情进一步加重,维持现有视功能的重要保证。

【典型病例:SMILE 术后角膜扩张联合微角膜透镜植入联合角膜胶原交联】

1. 基本情况　患者男性,38 岁。科技工作者。

主诉:SMILE 术后 2 年,右眼视力下降半年。

现病史:患者 2 年前因"双眼近视"在外院行双眼 SMILE 手术。术前屈光度:右眼 −5.50DS/−1.5DC×20=1.0,左眼 −4.50DS/−1.0DC×170=1.0⁺。术前角膜厚度:右眼 554μm,左眼 556μm。角膜曲率:右眼 K1 43.1D,K2 45.0D,左眼 K1 43.5D,K2 44.2D。术前双眼角膜地形图形态未见异常。手术过程顺利,术后第一天复查双眼裸眼视力 1.0,术后常规用药。半年前患者感觉右眼视力逐渐下降,视物虚影并逐渐加重,经常眼痒,曾诊断为干眼和过敏性结膜炎,用抗过敏药物和玻璃酸钠滴眼液,治疗未见好转。有揉眼习惯,也曾经配戴 RGP,但是不舒服,不愿意继续配戴来我院就诊。

2. 眼科检查

裸眼视力:OD0.1,OS1.0⁻。显然验光:OD−2.50DS/−3.5DC×32=0.3,OS−0.50DS/−0.25DC×20=1.0。眼压:OD10mmHg,OS12mmHg。Munson 征(−),双眼结膜少量乳头,下眼睑结膜明显;角膜透明,中央变薄,未见基质混浊,未见 Fleischer 环及 Vogt 线。前房深度适中,晶状体透明。

3. 辅助检查　角膜地形图提示:右眼角膜曲率增加,下方明显膨隆,角膜 SAI 指数(角膜表面非对称指数,surface asymmetry index,SAI):相隔 180°128 条子午线上相对应的等距离位点上屈光力差值的加权总和 5.12;左眼角膜曲率低,术后正常地形图形(图 4-8-1)。

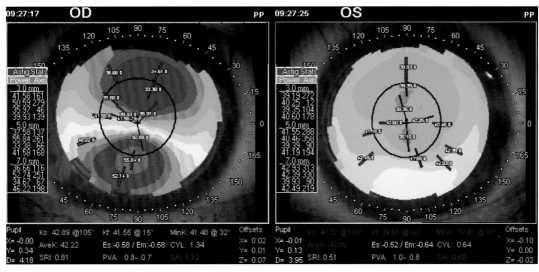

图 4-8-1　角膜地形图

提示:右眼角膜曲率增加,下方明显膨隆;左眼角膜曲率低,术后正常地形图形。

前节 OCT 角膜厚度:OD413μm(图 4-8-2,图 4-8-3),OS434μm(图 4-8-4,图 4-8-5)。

4. 临床诊断　①右眼角膜扩张,②双眼 SMILE 术后,③双眼屈光不正,④双眼过敏性结膜炎。

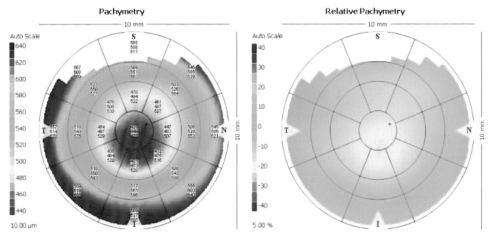

图 4-8-2　前节 OCT
显示中央角膜厚度：OD413μm。

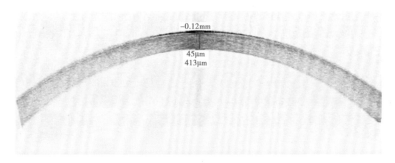

图 4-8-3　前节 OCT
显示中央角膜厚度：OD413μm。

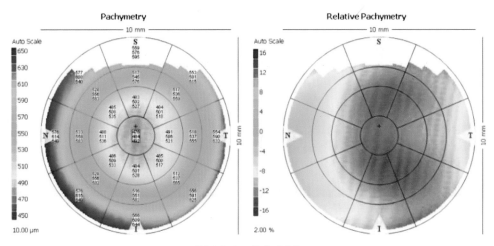

图 4-8-4　前节 OCT
显示中央角膜厚度：OS434μm。

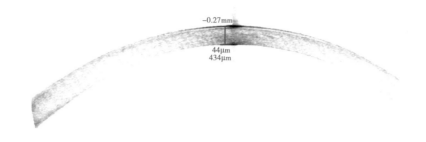

图 4-8-5　前节 OCT

显示中央角膜厚度：OS434μm。

5. 诊治经过

（1）处理：①常规术前准备和手术消毒铺巾；②准备核黄素和角膜微透镜组织，透镜为近视度数 −6.0D、直径 6.5mm，核黄素浸泡备用；③分离右眼上方原 SMILE 小切口，囊袋内植入微透镜，铺平，位置居中；④行双眼去上皮角膜胶原交联术，术毕双眼角膜覆盖绷带镜；⑤双眼予妥布霉素地塞米松滴眼液每日 4 次，10 天；玻璃酸钠滴眼液每日 4 次。次日和 10 天复查。

（2）随访及预后

第一次复查：术后第 1 天，右眼视力 0.1，角膜透明度好，微角膜透镜植片在位。常规术后糖皮质激素、抗生素和玻璃酸钠滴眼液。

第二次复查：术后第 10 天，右眼视力 0.2，角膜透明，角膜地形图显示角膜曲率增加，角膜 SAI 指数降低 4.28（图 4-8-6）；前节 OCT 角膜厚度，右眼角膜明显增厚，透镜组织透明、在位，厚度 OD626μm，比预期厚度数值高，分析可能与术后局部组织反应有关（图 4-8-7）。显然验光：OD−7.00DS/−1.5DC×25=0.6，OS−0.50DS/−0.25DC×22=1.0。眼压：OD16mmHg，OS11mmHg。

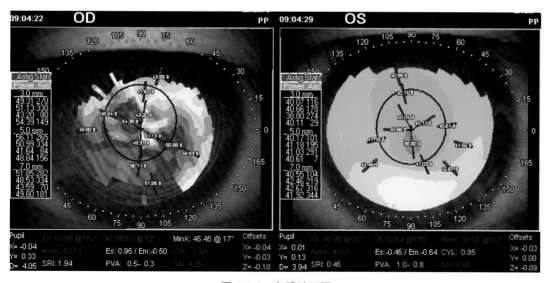

图 4-8-6　角膜地形图

右眼透镜植入 10 天，角膜曲率增加，角膜 SAI 指数降低。

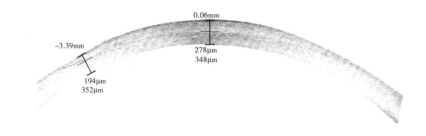

图 4-8-7　前节 OCT

右眼透镜植入术后 10 天，角膜明显增厚，透镜植片透明在位、平整，中央厚度 OD626μm。

第三次复查：术后 1 年，裸眼视力，右眼 0.2，左眼 1.0。显然验光：OD-6.25DS/-1.0DC×25=0.6，OS-0.50DS/-0.50DC×35=1.0。眼压：OD15mmHg，OS12mmHg。Pentencam 检查可见角膜厚度好，右眼最薄点 583μm（图 4-8-8，图 4-8-9）；左眼最薄点 482μm（图 4-8-10，图 4-8-11）；术后一年角膜中央区轻度雾浊，透明度好，微透镜植片在位，中央厚度增加（图 4-8-12，图 4-8-13）。因为对侧左眼角膜稳定，裸眼视力好，患者右眼一直没有配戴 RGP，而是配戴 -3.5DS 框架眼镜，视力矫正 0.5。经常用抗过敏眼药水和玻璃酸钠滴眼液，生活工作影响不大，患者满意。

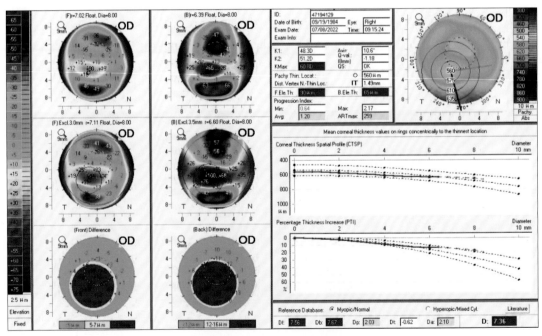

图 4-8-8　Pentencam 检查

右眼透镜植入术后 1 年检查结果。

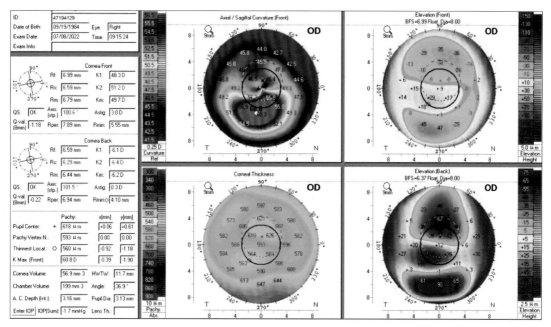

图 4-8-9　Pentencam 检查
右眼透镜植入术后 1 年角膜中央厚度 593μm。

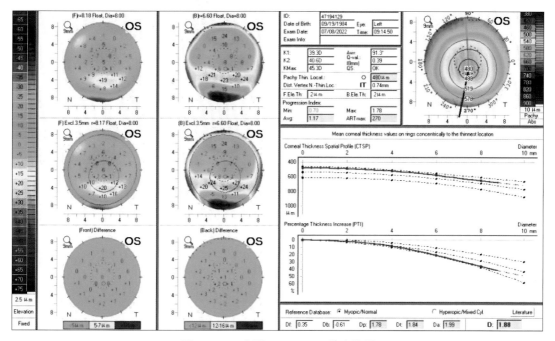

图 4-8-10　左眼 Pentencam 检查结果

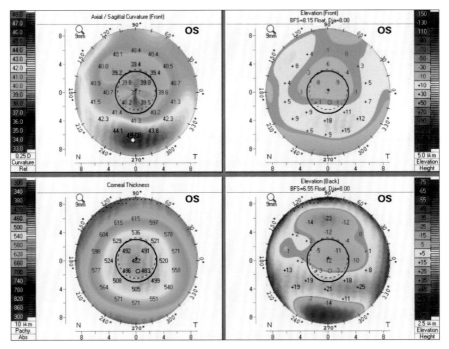

图 4-8-11　Pentencam 检查

左眼角膜中央厚度 482μm。

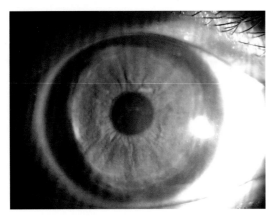

图 4-8-12　术后 1 年右眼前节照相

角膜中央区局部轻度雾浊,透明度好,微透镜植片在位。

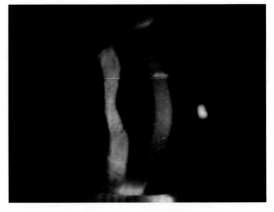

图 4-8-13　前节照相

右眼微角膜透镜移植手术后 1 年,角膜透明,中央局部轻度雾浊,中央厚度增加。

【经验分享】

SMILE 手术由于切口小,生物力学较 LASIK 更稳定,术后发生角膜扩张的风险更小。屈光术后角膜扩张的治疗与圆锥角膜类似,早期病情无明显进展的患者可配戴 RGP 提高视力,进展期可采用角膜胶原交联技术控制病情进展,但对于角膜过薄,存在穿孔风险的患者常需角膜移植,但目前角膜供体缺乏,SMILE 来源的角膜微透镜组织同种异体和自体移植开展几年,治疗变薄性角膜疾病效果好,具有新鲜、透明,来源方便、排斥反应小、排斥率极低,也可以更换等特点,为圆锥角膜的治疗提供新鲜的角膜材料来源和治疗的新思路。

本病例特点：①术前中度近视，角膜厚，年龄三十几岁，各项检查未见异常，不是圆锥角膜的高危人群；②患者有过敏性结膜炎，有经常揉眼的习惯，屈光手术后角膜变薄都是圆锥角膜的诱因；③本例患者工作忙，右眼圆锥发生速度快，不愿意配戴 RGP，不接受板层角膜移植；④双眼角膜胶原交联术有利于预防膨隆、阻止圆锥发生和进展速度，同时刺激基质厚度增加，增加角膜的生物力学；⑤SMILE 手术后囊袋存在，可以分开并容易移植透镜，不会造成患者角膜的再次损害，所以给此患者采用了右眼基质层间植入微透镜，增加厚度，同时便于交联加固。此病例也提醒大家日常生活中不要揉眼，有眼部过敏性疾病及时看医生，因为圆锥角膜患者中过敏性结膜炎的发生率较高。

（李　莹　阳　珊）

第九节　弥漫性层间角膜炎

【概述】

弥漫性层间角膜炎（diffuse lamellar keratitis，DLK）是 LASIK 术后少见的基质层间非感染性炎症反应，常在术后 1～5 天，表现为角膜瓣或角膜帽下弥漫性炎细胞浸润，呈沙粒样质感，又被称为撒哈拉沙漠综合征（Sahara syndrome），发生率约 0.1%～7.7%，主要原因为角膜上皮损伤、出血、细菌内毒素、睑板腺分泌物、器械消毒等有关。早期飞秒激光辅助 LASIK 术后 DLK 的发生率高于微角膜刀制瓣 LASIK，这与飞秒激光爆破组织激发炎症反应有关，随着激光设备发展和激光能量的改善，其发生率明显下降。SMILE 手术的广泛开展，术后 DLK 发生率显著低于飞秒激光辅助 LASIK，但在早期学习曲线期间，由于手术操作等原因容易发生 DLK，需要引起重视。

根据 DLK 的严重程度及病灶范围，分为 4 级。

1 级：轻度，角膜帽下可见散在细小炎细胞聚集呈颗粒状外观，无明显刺痛及充血。

2 级：颗粒状炎细胞由周边向视轴中央弥散，伴眼痛、充血，无明显视力下降。

3 级：重度，中央可见致密的炎细胞集聚且位于视轴区，但仍可透见虹膜，伴雾视症状。

4 级：极重度，中央可见致密炎细胞集聚且位于视轴区，伴有角膜基质融解且无法透见后部虹膜，伴明显视力下降。

【典型病例：SMILE 术后 DLK】

1. 基本情况　患者女性，28 岁。

主诉：SMILE 术后 1 天，右眼红伴视物模糊。

现病史：患者于我院行双眼 SMILE 手术，术后当日规范用药，术后一天出现右眼红伴视物模糊、异物感来诊。

既往史：双眼屈光不正配戴隐形眼镜 5 年，停戴 2 周，无全身病史，无药物过敏史。

家族史：无特殊。

2. 眼科检查　双眼视力 1.0，右眼结膜囊清洁，球结膜轻充血 +，角膜上皮光滑，层间弥漫细点状混浊，切口闭合好，后弹力层无皱褶，内皮面清洁，前房未见异常；左眼角膜层间清亮，无明显异常。眼压：OD9mmHg，OS11mmHg。小瞳验光：OD-0.75DS，OS+0.75DS/-0.25DC×65。

3. 辅助检查　眼前节照相：右眼球结膜轻充血 +，角膜层间弥漫细点状混浊（图 4-9-1）。

角膜 OCT：右眼角膜浅层高亮度反光带（图4-9-2）。

4. 临床诊断　①右眼 DLK（2级），②双眼 SMILE 术后。

5. 诊疗经过

（1）处理：给予 0.5% 左氧氟沙星滴眼液每两小时 1 次，溴芬酸钠滴眼液每日 2 次，0.1% 氟米龙滴眼液每小时 1 次 ×3 天，0.3% 玻璃酸钠滴眼液每两小时 1 次，减轻炎症反应治疗。

（2）随访及预后

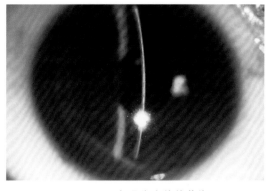

图 4-9-1　右眼治疗前前节像

第一次复查：用药后 3 天，不适症状明显缓解，眼红及异物感明显减轻，角膜层间混浊较前明显吸收。0.1% 氟米龙滴眼液两小时 1 次 ×7 天，逐渐减量至每日 4 次 ×7 天，其他滴眼液遵照屈光手术常规使用。

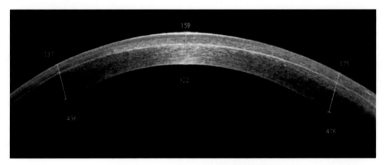

图 4-9-2　右眼治疗前前节 OCT

第二次复查：用药后第 10 天，眼部无不适，右眼角膜层间清亮。裂隙灯前节像示球结膜充血减轻，层间浸润明显减轻（图4-9-3）；前节 OCT 示右眼层间细线状高反光带，较前减轻（图4-9-4）。

第三次复查：术后 1 个月，双眼裸眼视力均 1.2，眼压 8mmHg，右眼小瞳验光 −0.250DS/−0.50DC×90，角膜透明，层间清亮，切口愈合好。

【经验分享】

原因分析：SMILE 术后发生 DLK 概率

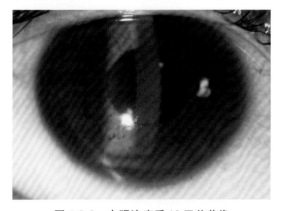

图 4-9-3　右眼治疗后 10 天前节像

极低，在早期学习曲线期间相对容易发生，原因可能与手术分离技巧和手术时间有密切的关系。本例患者手术过程顺利，无反复负压吸引，透镜分离取出顺畅。术后观察层间无金属屑、油脂等异物。推测可能与个体差异及配戴隐形眼镜时间过长有关。因为长期配戴隐形眼镜患者会导致角膜缘新生血管的发生，在制作 SMILE 手术上方微切口时可能导致新生

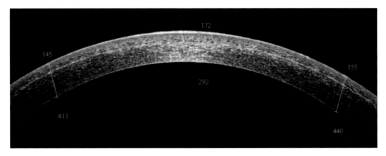

图 4-9-4　右眼治疗后 10 天前节 OCT

血管被切断发生少许出血，需要注意及时止血。而且在进行透镜分离过程中，尽量避免出血过多地进入囊袋内，必要时要进行囊袋内冲洗。对于小角膜或上方存在血管翳的患者应适当缩小角膜帽直径或调整切口位置，可有效避免因出血导致的相关并发症。

治疗方法：在排除角膜感染发生的可能后，维持抗生素滴眼液使用的前提下，立即使用高频度糖皮质激素滴眼液，可根据个人用药习惯适当调整。例如：针对 1 级和 2 级 DLK 可应用低浓度糖皮质激素如 0.1% 氟米龙滴眼液或高浓度 1% 醋酸泼尼松龙滴眼液，1～2 小时一次，24～48 小时复诊，好转后减量；3 级 DLK 应用 1% 醋酸泼尼松龙滴眼液每小时 1 次，改善后改为氟米龙滴眼液逐渐减量，直至痊愈，或早期进行层间冲洗；4 级 DLK 须立即进行角膜囊袋冲洗，联合局部糖皮质激素类滴眼液频繁滴用，1～2 小时 1 次，好转后减量，部分严重患者可联合全身使用糖皮质激素。在糖皮质激素滴眼液使用期间要密切随访是否有感染迹象，以及密切监测眼压变化。

预防：围手术期进行眼部检查时，要格外关注眼表情况，包括睑板腺功能评估、泪液评估等，尤其要注意停戴角膜接触镜的时间。术前规范用药，手术严格消毒及结膜囊清洗，术中避免反复负压吸引、减少透镜分离操作时的层间刺激、保护切口。大多数病例在术后第一天出现 DLK，仅 17% 在术后第一天之后出现，因此术后第一天规律复诊十分重要，有助于及早发现问题，进行规范处理。

（李德卫　陈　敏）

第十节　光敏综合征

【概述】

光敏综合征（transient light sensitivity syndrome，TLSS）于 2006 年由 Stonecipher 等首次报道。光敏综合征为飞秒激光辅助制瓣准分子激光原位角膜磨镶术（femtosecond laser assisted-laser in-situ keratomileusis，FS-LASIK）和飞秒激光小切口角膜基质透镜取出术（small incision lenticule extraction，SMILE）术后患者发生光敏感的情况，其发生率约为 1.1%，好发于术后 2～6 周，角膜多无明显病理体征表现。光敏综合征对局部糖皮质激素及免疫抑制剂治疗有效，治疗 1 周明显缓解症状和体征，预后良好，不影响最终视力恢复。可能机制是由飞秒激光能量诱导角膜细胞激活，飞秒激光光脉冲爆破后使角膜内产生了坏死组织碎片，从而诱发了角膜局部的免疫炎症反应。

【典型病例：SMILE 术后光敏综合征】

1．基本情况 患者女性，32 岁。

主诉：SMILE 术后双眼视力下降伴刺激流泪 1 日。

现病史：患者 3 天前因双眼屈光不正行 SMILE 手术，术前等效球镜右眼 −3.5D，左眼 −3.25D。手术参数设置：角膜帽 100μm，能量 150nJ，激光间距 2μm。手术顺利，术后 1 日复查双眼角膜透明，裸眼视力右眼 0.6，左眼 0.8。患者术后 3 日无明显诱因出现双眼视力下降，雾感明显，伴有刺激流泪、光敏感不适症状。患者患有支气管哮喘、过敏性紫癜数年，长期口服抗组胺药物治疗。

2．眼科检查 视力：OD0.4，OS0.7。眼压：OD15mmHg，OS11mmHg。双眼结膜无充血，角膜上皮及前部基质弥漫性水肿，右眼重于左眼（图 4-10-1），前房深，房闪（−），cell（−），虹膜无前后粘连，瞳孔直径 5mm，对光反应灵敏，眼底未见异常。

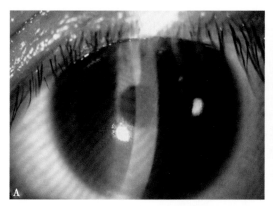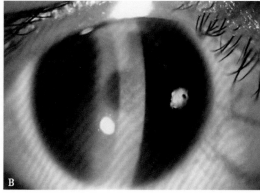

图 4-10-1 SMILE 术后 3 日眼前节照

双眼角膜上皮及前部基质弥漫水肿，右眼重于左眼

3．辅助检查 角膜地形图显示患者双眼角膜切削区居中，角膜前表面形态不规则（图 4-10-2）。前节 OCT 显示患者双眼角膜层间无积液等异常（图 4-10-3）。

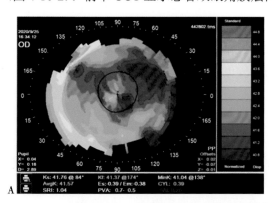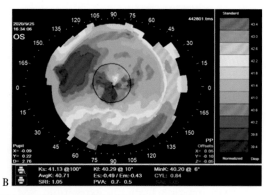

图 4-10-2 角膜地形图显示患者双眼角膜切削区居中，角膜前表面形态不规则

4．临床诊断 ①双眼光敏综合征，②双眼 SMILE 术后。

5．诊治经过

给予患者双眼妥布霉素地塞米松眼滴眼液增加为每日 6 次，口服抗过敏药物西替利嗪

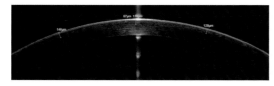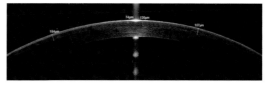

图 4-10-3　前节 OCT 显示双眼角膜层间高反光带,无积液等异常

10mmg,每日 1 次。

第一次复查:治疗 3 日,患者症状完全缓解,视力提高。眼部检查:视力,OD0.8,OS0.8;眼压,OD14mmHg,OS12mmHg。双眼结膜无充血,角膜透明(图 4-10-4),余无特殊。0.1% 氟米龙滴眼液每日 3 次,一周,每日 2 次,一周,每日 1 次,一周后停用。玻璃酸钠滴眼液每日 4 次,更昔洛韦眼用凝胶每晚一次。

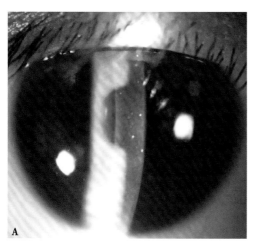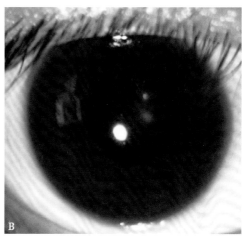

图 4-10-4　治疗后 3 日双眼角膜清亮

第二次复查:治疗 3 周,眼部检查,视力,OD1.5,OS1.2;眼压,OD15mmHg,OS12mmHg。双眼结膜无充血,角膜透明,余无殊;角膜地形图见图 4-10-5。

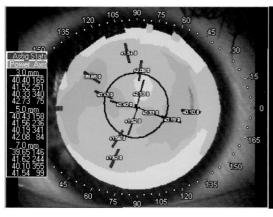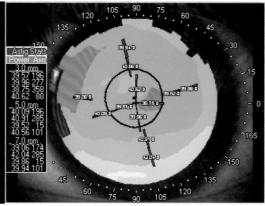

图 4-10-5　角膜地形图显示治疗后 3 周后双眼角膜较前不规则性降低

【经验分享】

屈光手术医师对既往明确罹患严重、系统性过敏性疾病，拟选择飞秒激光辅助制瓣准分子激光原位角膜磨镶术或飞秒激光小切口基质透镜取出术进行屈光不正矫正的患者，术后需密切随访观察。对于既往有严重眼部或者全身过敏史的患者手术时机可以避开过敏高发季节及患者系统过敏发作时期，来尽可能降低术后光敏综合征的发生概率。

（姜　洋）

第十一节　角膜层间积液综合征

【概述】

层间积液综合征（interface fluid syndrome，IFS）由 Lyle 和 Jin 于 1999 年首次报道，是一种少见的板层角膜屈光手术后并发症。表现为术后视力下降、眼压增高及角膜瓣下层间积液。IFS 病例中，常伴眼压升高，但其测量值可因角膜层间积液而呈现眼压测量值严重"失真"偏差，因为角膜瓣下层间积液的存在干扰了眼压计的准确测量，一旦漏诊往往造成恶性循环。

【典型病例 1：SMILE 术后层间积液综合征】

1. 基本情况　患者男性，27 岁。

主诉：双眼 SMILE 术后 5 天，视物模糊 1 天。

现病史：5 天前患者于外院行双眼 SMILE 术，术前屈光度右眼 -5.50D，左眼 -6.50D，中央角膜厚度右眼 574μm，左眼 572μm，手术顺利。术后常规抗生素滴眼液每日 4 次，糖皮质激素滴眼液每日 4 次，人工泪液每日 4 次点眼治疗。术后第 1 天裸眼视力右眼 1.5，左眼 1.5。术后第 5 天，患者自觉双眼视物模糊，伴视物"发雾"感。

2. 眼科检查　裸眼视力：OD0.5，OS0.25。双眼结膜无充血，角膜清，12：00 位切口闭合好，周围未见浸润及水肿（图 4-11-1），KP（-），余前节（-）。散瞳查眼底未见异常。非接触式眼压计测量眼压：OD36mmHg，OS37.5mmHg。电脑验光：OD-1.50DS/0.50DC×130，OS-2.00DS。

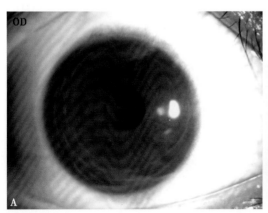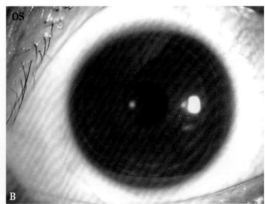

图 4-11-1　双眼外眼像

3. 辅助检查　角膜地形图（图 4-11-2）和前节 OCT 图像显示：双眼角膜厚度异常增加，OD527μm，OS529μm，双眼角膜层间可见不均匀反射条带，其中左眼层间间隙达 39μm（图 4-11-3）。

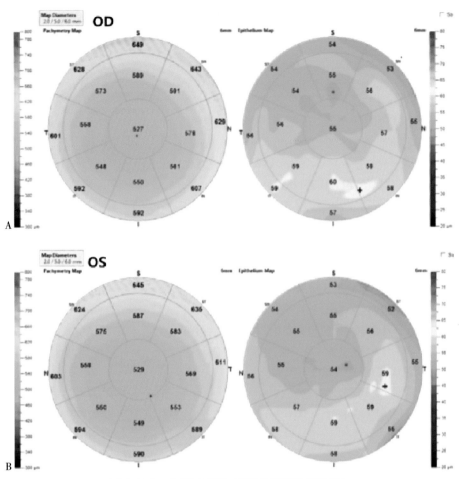

图 4-11-2　角膜地形图：双眼角膜厚度异常增加

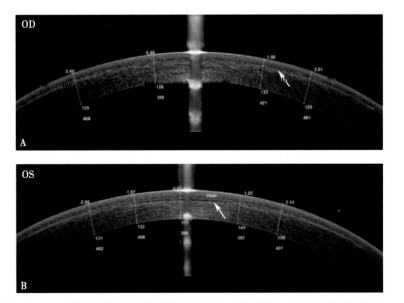

图 4-11-3　前节 OCT 示双眼角膜层间不均匀反射条带，左眼层间间隙达 39μm

经详细询问患者用药史,术后糖皮质激素用药为妥布霉素地塞米松滴眼液。

4. 临床诊断 ①双眼层间积液综合征,②双眼继发性青光眼,③双眼 SMILE 术后,④双眼屈光不正。

5. 诊治经过

(1)处理:①停用妥布霉素地塞米松滴眼液,改为眼压升高作用较弱的 0.1% 氟米龙滴眼液每日 2 次;②降眼压治疗,盐酸卡替洛尔滴眼液每日 2 次,布林佐胺滴眼液每日 2 次,酒石酸溴莫尼定滴眼液每日 2 次;③常规抗生素滴眼液,人工泪液点眼。

(2)随访及预后:①治疗 5 天后,裸眼视力,OD1.0,OS1.0;非接触眼压,OD13mmHg,OS14mmHg;电脑验光,OD+0.25DS,OS+0.25DS。0.1% 氟米龙滴眼液减至每日 1 次,酒石酸溴莫尼定滴眼液每日 1 次,停用布林佐胺滴眼液。②治疗 15 天后,于当地医院复查,电话随访述视力恢复理想,眼压恢复正常,已停用糖皮质激素及降眼压药物。

(张丰菊 吕晓彤)

【典型病例 2:SMILE 术后层间积液综合征】

1. 基本情况 患者女性,28 岁。

主诉:双眼 SMILE 术后 3 个月余,伴右眼视力下降。

现病史:3 个月余前于当地医院行双眼 SMILE 手术,手术顺利。术后常规用药,术后右眼视力一直不佳,左眼视力 1.0。曾用过多种药物治疗,记载有糖皮质激素、抗感染、抗病毒、抗真菌药物,今为求进一步治疗就诊我院。

2. 眼科检查 患者畏光明显。裸眼视力 OD0.03,矫正视力不提高。右眼结膜轻度充血,角膜上皮和基质弥漫水肿,角膜层间弥漫性混浊,未看清前房反应(图 4-11-4)。OS1.0,角膜透明。非接触式眼压计测量眼压:OD15mmHg,OS14mmHg。

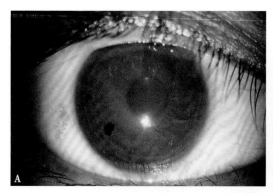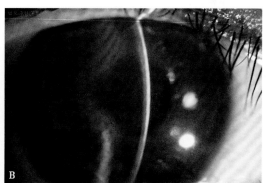

图 4-11-4 右眼前节照相,右眼角膜弥漫水肿

3. 辅助检查 角膜地形图示右眼角膜形态不规则,最高 K 值为 43.57D(图 4-11-5)。

前节 OCT:右眼中央区角膜层间积液存在,角膜厚度 608μm(图 4-11-6,图 4-11-7)。

4. 临床诊断 ①右眼角膜层间积液综合征,②双眼 SMILE 术后。

5. 治疗经过

(1)处理:①盐酸卡替洛尔滴眼液每日 2 次;②更昔洛韦眼用凝胶每日 1 次;③醋甲唑胺片 50mg 每日 2 次,口服;给予右眼配戴绷带镜,局部加压包扎一天。

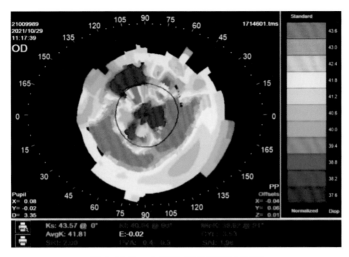

图 4-11-5　右眼治疗前角膜地形图
形态不规则，中央下方环形隆起。

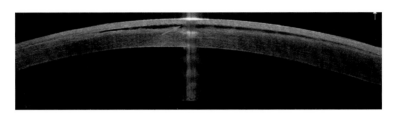

图 4-11-6　右眼治疗前前节 OCT
角膜层间较宽的液性暗区，角膜厚度为 608μm。

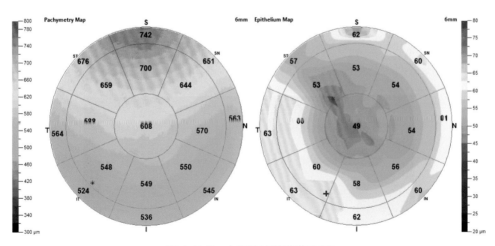

图 4-11-7　右眼治疗前前节 OCT
角膜中央区域增厚。

（2）随访及预后

1）第一次复查：治疗 1 天，裸眼视力 OD0.1。眼压 OD11mmHg。综合验光：OD−2.50DC×55=0.2，小孔 0.6。角膜地形图示角膜形态较前趋于规则（图 4-11-8）。OCT 检查：右眼层间积液向中央区域集中，角膜厚度 641μm（图 4-11-9）。

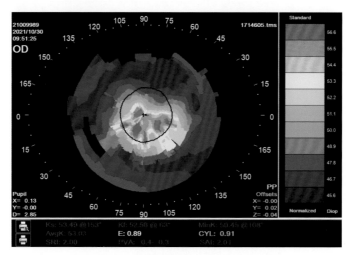

图 4-11-8　角膜地形图，右眼治疗 1 天后
地形图形态较前有变化，不规则，局部隆起位置上移。

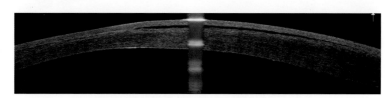

图 4-11-9　前节 OCT，右眼治疗后 1 天
层间仍有积液，集中在中央区域，中央角膜厚度 641μm。

2）第二次复查：治疗 7 天，裸眼视力 OD0.2。电脑验光：OD−5.75DS。右眼角膜水肿较前减轻。非接触式眼压计测量眼压 OD8mmHg。角膜地形图形态趋于不规则（4-11-10）。OCT 检查：右眼层间积液较前无明显吸收，角膜厚度 656μm（图 4-11-11），给予 SMILE 原切

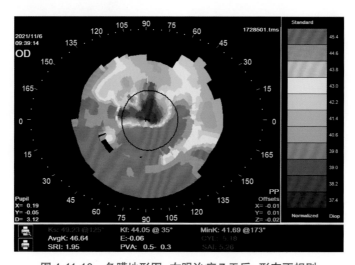

图 4-11-10　角膜地形图，右眼治疗 7 天后，形态不规则

口放液和囊袋内冲洗，层间积液为白色黏稠液体，冲洗液中加入抗生素和糖皮质激素。右眼继续局部应用 0.1% 氟米龙滴眼液每日 3 次，1 周，每日 2 次，1 周，每日 1 次，1 周；玻璃酸钠滴眼液每日 4 次，更昔洛韦眼用凝胶每晚 1 次，盐酸卡替洛尔滴眼液每日 2 次。停口服降眼压药。随诊。

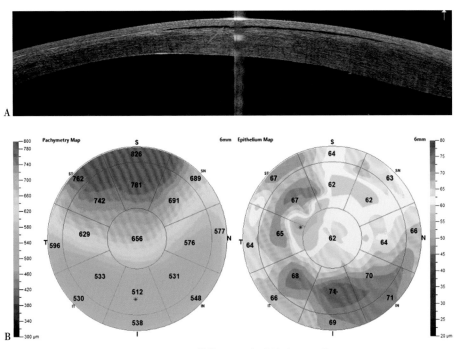

图 4-11-11　前节 OCT 右眼治疗 7 天后
层间仍有积液，向中央集中，中央角膜厚度 656μm。

　　3）第三次复查：治疗 24 天后，右眼视力明显提高，裸眼视力，OD0.3。眼压，OD10mmHg，OS11mmHg；显然验光，OD+1.50DS/-4.00DC×75=0.8，小孔 0.9。右眼角膜水肿明显减轻。前节 OCT 显示右眼角膜层间间隙变窄，层间积液明显减少，角膜厚度 516μm（图 4-11-12，图 4-11-13）。

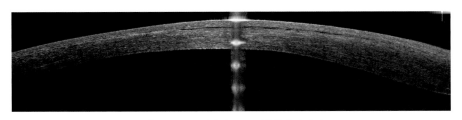

图 4-11-12　治疗 24 天后前节 OCT
角膜层间缝隙变窄，积液明显吸收。

　　4）第四次复查：治疗后 2 个月，双眼裸眼视力 1.0，眼压，OD11mmHg，OS11mmHg；右眼角膜透明（图 4-11-14）。角膜地形图基本规则，曲率属于术后正常范围（图 4-11-15）；前节 OCT 显示右眼角膜层间缝隙消失，无水肿、无积液（图 4-11-16）。只用玻璃酸钠滴眼液每日 4 次。左眼检查未见异常（图 4-11-17～图 4-11-19）。

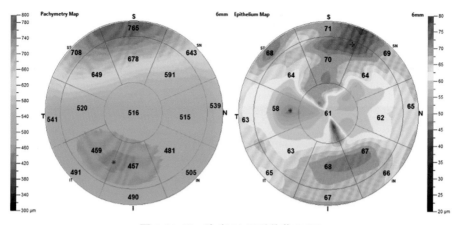

图 4-11-13　治疗 24 天后前节 OCT

角膜层间积液明显吸收，角膜厚度下降至 516μm。

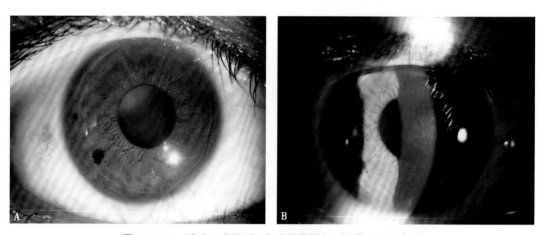

图 4-11-14　治疗 2 个月后，右眼前节照相，角膜透明无水肿

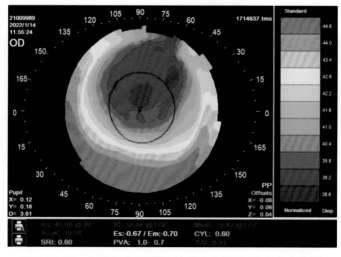

图 4-11-15　右眼角膜地形图：治疗 2 个月后，中央曲率规则

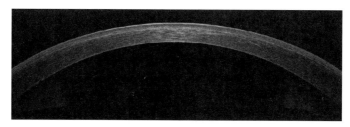

图 4-11-16　右眼治疗 2 个月后前节 OCT

角膜层间缝隙消失，积液完全吸收，角膜透明无水肿。

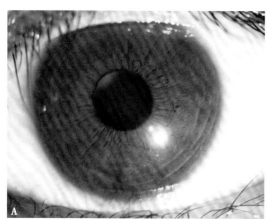
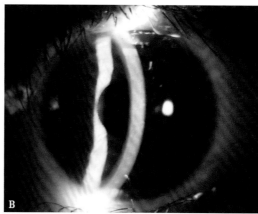

图 4-11-17　左眼前节照相，角膜透明

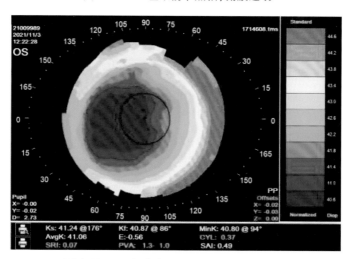

图 4-11-18　角膜地形图：左眼中央曲率规则

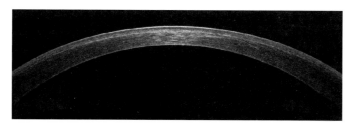

图 4-11-19　前节 OCT：左眼未见异常

【经验分享】

本病例 SMILE 术后手术顺利，右眼术后视力一直不好，左眼 1.0。当地治疗三个月，一直按照术后角膜反应性炎症和感染性炎症治疗，多种药物抗细菌、抗感染、糖皮质激素等联合应用。术后容易误诊主要原因：①术后早期眼压并不高，积液弥散抵消了部分眼压数值；②术后没能进行前节 OCT 检查没有发现层间有间隙；③局部糖皮质激素滴眼液的长期使用，导致实际眼压高；④角膜弥漫混浊、雾状影响疾病的判断。因此，术后检查不仅仅视力、眼压、地形图，应关注患者主诉、体征及病史，结合临床检查，早期诊断，注意鉴别诊断。术后早期出现屈光度变化不应盲目理解为屈光度欠矫和 / 或弥漫性层间角膜炎而增加糖皮质激素的过多使用，否则加重眼压进一步升高，促使囊袋内层间积液蓄积，增加炎性反应，而炎症又促使积液加重，从而导致视力下降，造成恶性循环。

对于 SMILE 术后患者，高眼压导致角膜层间积液，而非表现出常规高眼压导致的角膜雾状水肿，前者早期在裂隙灯下通常无异常变化，前节 OCT 检查对于辅助诊断十分重要。加强监测糖皮质激素使用患者的真实眼压情况，重视术后管理和护理，警惕糖皮质激素继发性青光眼及炎症的发生。值得注意的是局部加压包扎也有利于积液的分散和吸收。本病例 1 天治疗效果显著，为了点药方便，未再应用局部包扎，由于层间积液为黏性渗出液，很难吸收；7 天复查角膜厚度增加，OCT 显示积液面积变小，主要与积液向中央区域集中有关。切口放液和囊袋内冲洗，冲洗液加用抗生素、糖皮质激素，有助于积液排除和局部炎症的吸收。

（李　莹　王　燊　阳　珊）

第十二节　免疫性角膜炎

【概述】

免疫性角膜炎是因机体或局部免疫反应所致角膜炎症反应的总称，包括边缘性角膜炎（marginal keratitis）是一种以炎症浸润、溃疡形成为特征的非感染性周边角膜病变。局部角膜对睑缘的葡萄球菌等微生物毒素抗原可产生 III 型超敏反应，诱导中性粒细胞聚集引起，由 Thygeson 首次报道。初发时表现为一个或多个局部的周边角膜基质浸润，多位于睑缘对应的角膜缘（如 2：00、4：00、8：00、10：00 位）；典型病变平行于角膜缘，与角膜缘间有 1～2mm 透明带，炎症时间长时，病变角膜上皮缺损形成溃疡，基质坏死发生时可有血管长入。自然病程 2～3 周，存在复发情况。症状通常表现为眼痛、畏光、异物感及眼红。角膜屈光手术后边缘性角膜炎少见，Majid 等报道发生率为 0.34%。本书前面 LASIK 第三章介绍过此类疾病病例，在此处介绍少见的 SMILE 术后病例。

【典型病例：SMILE 术后免疫性角膜炎】

1. 基本情况　患者男性，43 岁。

主诉：全飞秒术后 6 天，右眼红痛伴眼胀半天。

现病史：6 天前患者行双眼 SMILE 手术。术后第一天复查双眼视力 1.0，角膜层间清，无浸润，切口闭合好。术后规范用药。半天前出现右眼红痛，伴眼胀、异物感，无视力下降，来就诊。

既往史：体健，无全身病史，无药物过敏史。

家族史：无特殊。

围手术期处理：术前三天 0.5% 左氧氟沙星滴眼液每日 4 次，溴芬酸钠滴眼液每日 2 次。

常规术前消毒、表面麻醉，手术切口 110°-3mm，术中激光扫描顺利，无黑区及 OBL，透镜分离和取出顺利，裂隙灯下观察角膜上皮无缺损，切口对合好，层间清洁，无异物及透镜残留。术后常规用药：0.5% 左氧氟沙星滴眼液每日 4 次、溴芬酸钠滴眼液每日 2 次、0.1% 氟米龙滴眼液每两小时 1 次×3 天后改为每日 4 次、0.3% 玻璃酸钠滴眼液每两小时 1 次、小牛血去蛋白提取物眼用凝胶每日 3 次。

2. 眼科检查　裸眼视力 OU1.0，眼压 OD9mmHg，OS11mmHg。右眼结膜囊清洁，鼻下方球结膜轻充血，角膜鼻下方光区外侧条状基质灰白色、致密浸润混浊，浸润区与角膜缘连续不明显，余角膜透明，后弹力层无皱褶，内皮面清洁，前房（-），左眼无明显异常。

3. 辅助检查　裂隙灯检查：鼻下方球结膜轻充血，角膜鼻下方光区外侧条状平行于角膜缘基质浸润、混浊灶，浸润区中央灰白色、致密，同角膜缘间存在透明区（图 4-12-1）。

前节 OCT 检查：右眼病灶区上皮下基质浸润，内侧与激光层切边缘连续，与角膜缘间存在透明带（图 4-12-2）。

共聚焦显微镜检查：病灶区大量炎细胞及树突状细胞浸润，未见菌丝及阿米巴包囊样结构（图 4-12-3）。

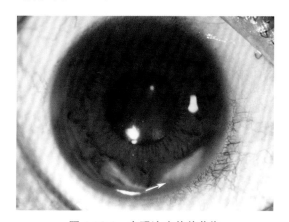

图 4-12-1　右眼治疗前前节像

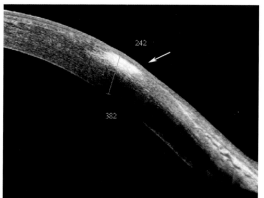

图 4-12-2　右眼治疗前前节 OCT

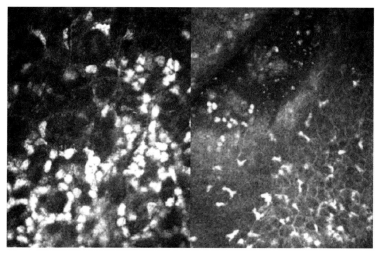

图 4-12-3　右眼治疗前共聚焦显微镜检查

4. 临床诊断　①右眼边缘性角膜炎，②双眼 SMILE 术后。

5. 诊疗经过

（1）处理：在不能完全排除感染的前提下，予 0.5% 左氧氟沙星滴眼液半小时 1 次，加替沙星眼用凝胶每日 3 次，溴芬酸钠滴眼液每日 2 次，抗感染、减轻炎症反应治疗。用药后第 2 天复诊异物感减轻，角膜基质浸润略有减轻，0.5% 左氧氟沙星滴眼液，改为每两小时 1 次，其余不变。

用药第 3 天后复诊无不适，角膜浸润明显减轻。共聚焦显微镜检查见角膜基质分布大量炎症细胞和树突状细胞，未见菌丝及阿米巴包囊样结构。在继续局部使用抗生素滴眼治疗的基础上，加用 0.1% 氟米龙滴眼液每日 4 次。

用药后第 10 天复诊无不适，病灶区无浸润，仅见基质轻混浊，使用 0.1% 氟米龙滴眼液每日 3 次，玻璃酸钠滴眼液每日 4 次。

（2）随访及预后：药物治疗第 10 天裂隙灯检查显示鼻下方球结膜无充血，病灶区无浸润，仅见基质轻混浊，中央灰白色、致密（图 4-12-4）；前节 OCT 显示右眼病灶局限化，基质轻混浊（图 4-12-5）；共聚焦显微镜显示上皮层少量树突状细胞，较前明显减少，基质混浊（图 4-12-6）。

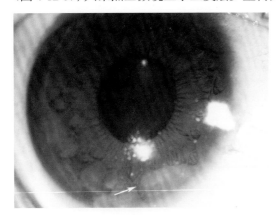

图 4-12-4　右眼治疗 10 天后前节像下方角膜缘局限混浊。

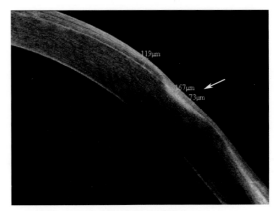

图 4-12-5　前节 OCT：右眼治疗 10 天后角膜局限性高反光。

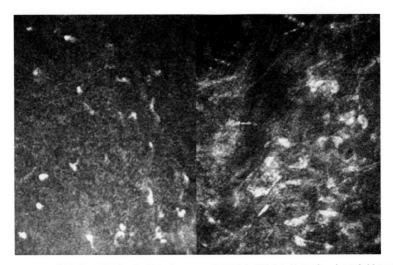

图 4-12-6　共聚焦显微镜：右眼治疗 10 天后可见少量树突状细胞，未见炎性细胞

术后 4 个月，双眼裸眼视力均 1.2，眼压 OD12mmHg，OS11mmHg；小瞳验光 OD-0.50DS/-0.25DC×145，角膜透明，层间清亮，右眼鼻侧近角膜缘处云翳形成。

【经验分享】

手术过程顺利，单眼发病，尤其是右眼，推测术后感染可能性不大，LASIK 手术后曾有类似病例发生，SMILE 手术极少遇到。对于此类病例，尤其是早期不能完全排除感染可能时，应先按照抗感染处理，联合用药、频点抗生素，观察病情变化。同时利用共聚焦显微镜、角膜刮片或细菌培养等方法进行病原菌的鉴别诊断。当基本排除感染时酌情加用糖皮质激素滴眼液，可迅速控制炎症反应。SMILE 术后患者应规律复诊，尽早发现早期炎症反应，迅速诊断并进行有效治疗，可以改善预后。

该病发生同睑缘炎有相关性，尤其中年患者，该病例发生可能与手术过程中眼表的细菌内毒素随器械进入角膜囊袋内诱发炎症反应或手术创伤诱发高于正常水平的趋化因子的释放，引起角膜对已经存在的细菌毒素产生明显的超敏反应。

需要同感染性角膜炎、胶原血管病引起的周边角膜溃疡鉴别，感染性角膜炎眼痛更重，多位于角膜中央区，前房反应重；胶原血管病引起的周边角膜溃疡呈进展性，病情重，局部糖皮质激素治疗效果差。

（李德卫　陈　敏）

第五章 角膜屈光术后二次手术

第一节 角膜屈光术后二次手术概述

角膜屈光手术后二次手术是指初次角膜屈光手术后由于残余近视、远视和散光等屈光不正再近视或视觉质量异常等需要再次手术提高视力或视觉质量的情况。一般说来，角膜屈光手术后二次手术分为常规的二次手术和个性化引导的二次手术。如果只是单纯的残余屈光不正或再近视、手术光学区正常、没有影响视觉质量的高阶像差、客观视觉质量检查正常，患者没有视觉质量异常主诉和心理问题，选择常规的二次手术矫正就可以取得很好的效果；如果患者有视觉质量异常主诉如眩光、夜间驾驶困难等，手术光学区异常和 / 或瞳孔的匹配性异常，有影响视觉质量的高阶像差，客观视觉质量检查存在问题，且患者无心理问题就必须要选择个性化引导的二次手术才可以取得良好的效果。个性化引导的二次手术包括全眼像差引导、角膜像差引导、选择性角膜像差引导和角膜地形图引导的激光角膜二次手术。

二次手术的设计和手术方式的选择比较复杂，对于初次角膜屈光手术为表层手术的二次手术可以选择表层和基质层手术；对于初次为 LASIK 的二次手术可以选择掀开角膜瓣或重新制作角膜瓣的二次手术，选择表层的二次手术一定要考虑角膜瓣的厚度和有无偏心切削，如果无偏心切削可以考虑表层，如果有偏心切削则不建议选择表层手术作为二次手术的首选方式；对于初次为 SMILE 的二次手术可以选择表层或利用 Circle 程序将 SMILE 改为 LASIK 的二次手术，如果选择表层手术，手术适应证同 LASIK 的二次手术。

总之，术前的全面评估非常重要，尤其是没有初次手术记录的会诊病例更要慎重，对于二次手术可能达到的临床效果和术中可能出现的问题，二次手术前一定要做好预案。只有针对手术适应证，选择合适的手术方式才能获得满意的临床效果。

（周跃华 张 晶）

第二节 偏中心切削

【概述】

偏中心切削是指初次角膜屈光手术时，由于术中注视偏离或视轴、瞳孔中心和角膜顶点不一致等导致的手术后光学区中心与瞳孔或视轴偏离较大的现象，特别是在 1mm 以上时，可导致初次角膜屈光手术后出现偏中心的患者一般会伴有视觉质量的异常，因此，二次手术必须通过个性化引导的二次手术才能取得良好的视觉质量改善，而常规的二次手术无法纠正严重偏中心的问题。

【典型病例1：SMILE术后二次手术】

1. 基本情况　患者男性，32岁。

主诉：双眼SMILE术后3年，视力下降1个月。

现病史：患者于3年前行双眼全飞秒手术，术前双眼散瞳验光右眼-8.75D，左眼-8.5D。术后裸眼视力一直1.0。近一个月自觉视力下降，夜间眩光明显，驾驶车辆困难。

2. 眼科检查　裸眼视力OU0.7，SMILE术后角膜帽好，角膜清亮，无混浊，余前节（-），散瞳查眼底，眼底周边未见视网膜脱离及裂孔。非接触式眼压计测量眼压：OU9mmHg。双眼散瞳验光-1.5D，矫正视力1.0。

3. 辅助检查　双眼角膜最薄点厚度：OD446μm，OS441μm。

角膜地形图：显示轻度双眼光学区向鼻上方偏位（图5-2-1）。

波前像差检查：双眼高阶像差彗差明显增高（图5-2-2）。

波前像差检查：点扩散函数表现为不能聚焦为一点（图5-2-3）。

iTrace检查：全眼像差的主要来源是角膜的像差（图5-2-4）。

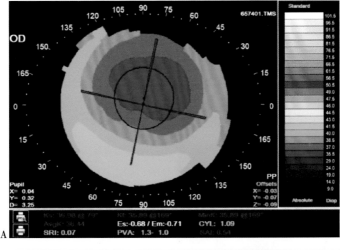

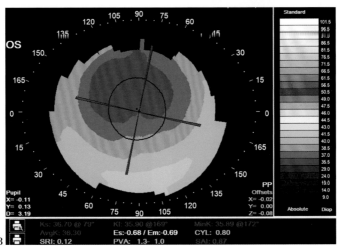

图5-2-1　角膜地形图：双眼光学区向鼻上方偏位

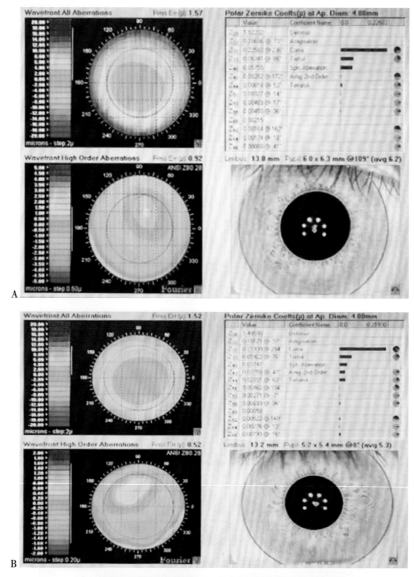

图 5-2-2　波前像差检查：双眼高阶像差彗差明显增高

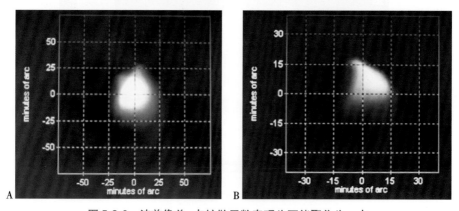

图 5-2-3　波前像差：点扩散函数表现为不能聚焦为一点

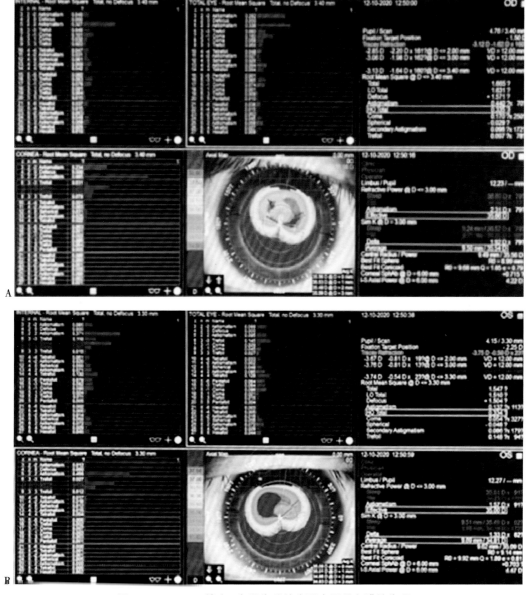

图 5-2-4　iTrace 检查：全眼像差的主要来源是角膜的像差

4. 临床诊断　①双眼屈光回退（偏中心切削），②双眼 SMILE 术后。

5. 治疗方案

二次手术方案：Circle 联合波前像差引导的个性化手术。

（1）Circle 手术设计（图 5-2-5）。

（2）波前像差引导的个性化手术设计（图 5-2-6）。

（3）术后效果：术后裸眼视力 OU1.0，角膜地形图偏位得到明显改善，高阶像差较术前明显下降，二次术后一个月，夜间驾驶车辆未见不适，手术前后地形图、波前像差和视觉敏感度检查比较见图 5-2-7～图 5-2-12。

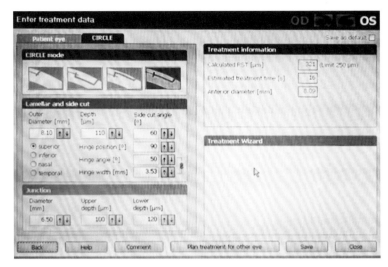

图 5-2-5　手术设计图

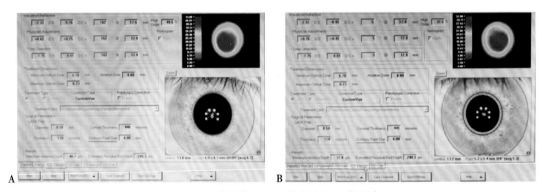

图 5-2-6　波前像差引导的个性化手术设计

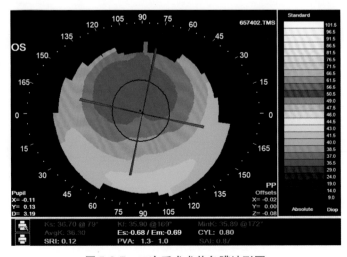

图 5-2-7　二次手术术前角膜地形图

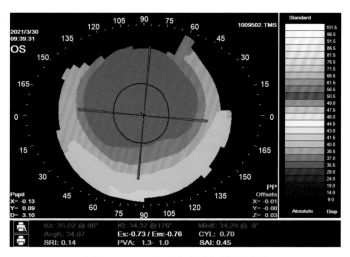

图 5-2-8　二次手术术后角膜地形图

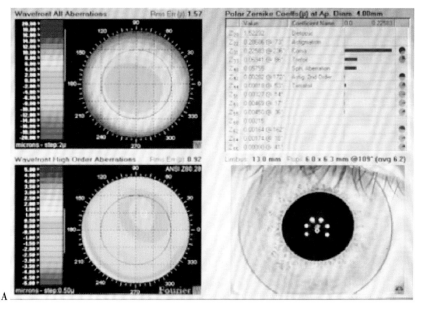

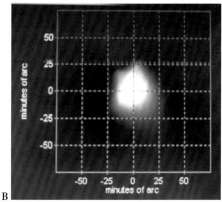

图 5-2-9　二次手术术前波前像差

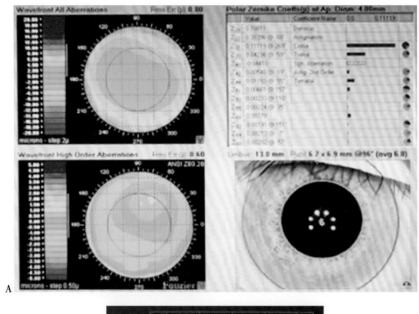

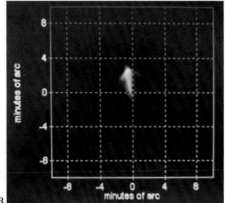

图 5-2-10 二次手术术后波前像差

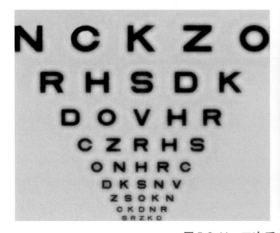
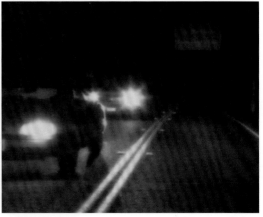

图 5-2-11 二次手术术前对比敏感度

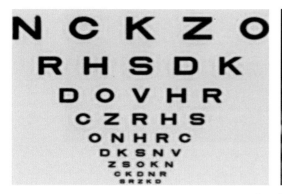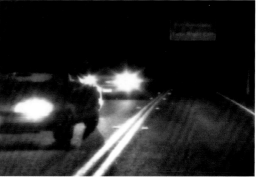

图 5-2-12 二次手术术后对比敏感度

【经验分享】

全飞秒术后再近视患者，如果近视度数超过 1.00D 以上，在与患者沟通，患者同意的基础上，建议采用表层激光或者 Circle 程序将全飞秒手术改为飞秒激光制瓣的 LASIK 手术；如果患者伴有夜视力差以及夜间眩光等主诉，并且存在偏心的问题，建议在扩大光区的基础上进行波前像差引导的个性化手术，二次手术后可以获得更优的视觉质量，而常规的二次手术或表层的二次手术对于偏中心的患者不能取得很好的视觉质量。

（周跃华　张　晶）

【典型病例2：LASIK术后二次手术】

1. 基本情况　患者女性，37 岁。

主诉：双眼 LASIK 术后 14 年，视力下降 2 年。

现病史：14 年前于外院行双眼 LASIK 手术，术后恢复可。2 年前自觉双眼视力下降。

2. 眼科检查　裸眼视力：OD0.15，Jr1，OS0.05，Jr1。双眼角膜瓣对合良好，角膜清，余前节（−）。散瞳查眼底未见异常。非接触式眼压计测量眼压：OD15mmHg，OS14mmHg。显然验光：OD−2.50DS/−1.25DC×175=1.0，OS−4.00DS/−0.50DC×35=1.0，散瞳验光（复方托吡卡胺滴眼液）：OD−1.75DS/−1.25DC×180=1.0，OS−3.50DS/−0.50DC×35=1.0。

3. 辅助检查　主视眼：右眼。

前节 OCT：双眼中央角膜厚度为右眼 508μm、左眼 504μm，双眼中央区角膜瓣厚度约为右眼 165~174μm、左眼 144~153μm（图 5-2-13~图 5-2-15）。

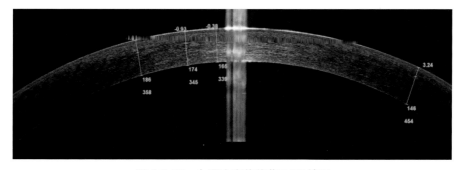

图 5-2-13　右眼治疗前前节 OCT 情况

右眼中央区角膜瓣厚度约为 165~174μm。

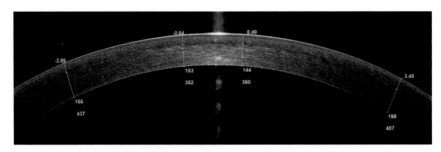

图 5-2-14　左眼治疗前前节 OCT 情况

左眼中央区角膜瓣厚度约为 144～153μm。

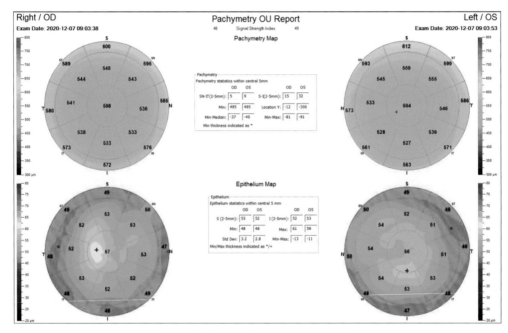

图 5-2-15　双眼治疗前前节 OCT 情况

双眼中央角膜厚度为右眼 508μm、左眼 504μm。

角膜地形图：双眼切削区明显偏向鼻侧，角膜地形图不规则（图 5-2-16）。

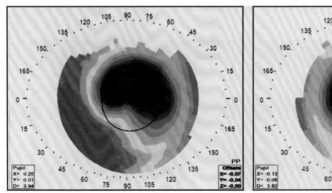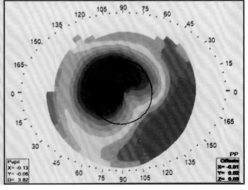

图 5-2-16　双眼治疗前角膜地形图情况

双眼切削区明显偏向鼻侧，角膜地形图不规则。

波前像差：双眼高阶像差彗差和三叶草像差较高（图 5-2-17、图 5-2-18）。

	Value	Coefficient Name	0.0	0.64758	Axis
Z_{20}	5.59836	Defocus			
Z_{22}	0.85088 @ 85°	Astigmatism			
Z_{31}	0.64758 @ 237°	Coma			
Z_{33}	0.21439 @ 109°	Trefoil			
Z_{40}	0.29706	Sph. Aberration			
Z_{42}	0.16737 @ 1°	Astig. 2nd Order			
Z_{44}	0.02178 @ 76°	Tetrafoil			
Z_{51}	0.10640 @ 114°				
Z_{53}	0.03901 @ 17°				
Z_{55}	0.05763 @ 15°				
Z_{60}	-0.00633				
Z_{62}	0.01571 @ 110°				
Z_{64}	0.02798 @ 33°				
Z_{66}	0.04912 @ 3°				

Polar Zernike Coeffs(μ) at Ap. Diam: 5.45mm　　High Order Aberrations Graph

图 5-2-17　右眼治疗前波前像差情况
右眼高阶像差彗差和三叶草像差较高。

	Value	Coefficient Name	0.0	0.67420	Axis
Z_{20}	7.59739	Defocus			
Z_{22}	0.64135 @ 125°	Astigmatism			
Z_{31}	0.67420 @ 292°	Coma			
Z_{33}	0.24881 @ 62°	Trefoil			
Z_{40}	0.38341	Sph. Aberration			
Z_{42}	0.08254 @ 22°	Astig. 2nd Order			
Z_{44}	0.24122 @ 54°	Tetrafoil			
Z_{51}	0.14256 @ 110°				
Z_{53}	0.00403 @ 75°				
Z_{55}	0.02794 @ 63°				
Z_{60}	0.02880				
Z_{62}	0.01054 @ 136°				
Z_{64}	0.04123 @ 1°				
Z_{66}	0.03952 @ 18°				

Polar Zernike Coeffs(μ) at Ap. Diam: 5.91mm　　High Order Aberrations Graph

图 5-2-18　左眼治疗前波前像差情况
左眼高阶像差彗差和三叶草像差较高。

4．临床诊断　①双眼屈光回退（偏中心切削），②双眼 LASIK 术后，③双眼屈光不正。

5．诊治经过

（1）处理：在原角膜瓣上进行波前像差引导的 FS-LASIK 加强手术，消除高阶像差，纠正偏心切削及角膜不规则。患者原角膜瓣厚度约为右眼 165～174μm、左眼 144～153μm，二次加强手术采用在原角膜瓣上用飞秒激光制作超薄瓣（90μm）的手术方案，超薄瓣下的角膜厚度能够进行设计屈光度的切削，减少了角膜基质组织向更深层面的进一步消耗，避免了基质减少对角膜生物力学的干扰。患者年龄 37 岁，属老视前期，为避免患者因出现老视症状而过早配戴"老花镜"，故采用右眼（主视眼）足矫、左眼近视欠矫视近的手术方案，提高患者视觉质量。

手术设计：手术拟矫，OD−2.50DS/−1.00DC×177，OS−3.50DS/−0.50DC×32（波前像差引导设计）。配戴绷带镜。

术后予预防感染、抗炎、营养角膜药物治疗。

（2）随访及预后

第一次复查：术后1天。

裸眼视力OD0.6，OS0.6；裂隙灯检查双眼角膜瓣对合良好。摘掉绷带镜。

第二次复查：术后1周。

裸眼视力OD1.0，OS0.8；裂隙灯检查双眼角膜瓣对合良好。

第三次复查：术后1个月。

裸眼视力OD1.2，OS1.0；眼压OD11mmHg，OS10mmHg；裂隙灯检查双眼角膜瓣对合良好。

第四次复查：术后3个月。

裸眼视力OD1.0，Jr2，OS0.8，Jr1；眼压OD10mmHg，OS10mmHg；电脑验光OD平光，OS−0.25DS。裂隙灯检查双眼角膜瓣对合良好。角膜地形图：双眼角膜切削中心扩大、居中，规则性较前好转（图5-2-19）。

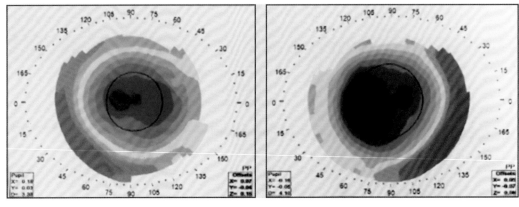

图5-2-19　双眼术后3个月角膜地形图情况
双眼角膜切削中心扩大、居中，规则性较前好转。

【经验分享】

避免偏中心切削的措施主要包括：

（1）消除患者紧张情绪，术前训练患者的注视能力。

（2）术中摆正患者体位和头位，叮嘱患者始终注视指示灯方向，密切关注患者眼位，及时调整。

（3）手术照明灯亮度不宜过强。减弱手术照明灯使得瞳孔大小与波前像差图像瞳孔大小相匹配便于术中准确采集图像比对后成功行像差引导下的激光扫描，同时也使固视光源更清晰，并减少过强光线引起的瞳孔缩小，减少瞳孔中心偏移及术中图像采集困难。

（4）术前重视kappa角检查，根据kappa角结果进行术中调整，个性化设计和精准实施kappa角大的患者。

治疗激光角膜屈光手术中偏中心切削造成的视觉质量下降问题，推荐行波前像差引导或角膜地形图引导的个性化二次加强手术。术前进行全面的眼科检查明确视觉质量下降的原因,认真评估角膜瓣厚度、基质床厚度、角膜前后表面高度、角膜生物力学等参数,除外再次加强手术切削角膜后进一步角膜扩张等风险,在安全范围内进行手术,须根据患者的年龄、职业及生活习惯等谨慎设计及制订最合理的个性化二次加强手术方案,最大程度节省角膜组织避免再次手术使角膜组织进一步损耗,为患者提供满意的视觉质量和长期稳定的效果。

(张丰菊　徐玉珊)

第三节　角膜不规则

【概述】

角膜不规则是指初次角膜屈光手术时由于患者术中配合不佳、角膜伤口愈合不均匀或初次手术前角膜本来就不规则而在术后产生的角膜不规则的现象。角膜不规则一般都伴有散光、偏心切削和高阶像差增加等问题,只有通过个性化引导的二次手术才能解决角膜不规则而获得良好的视力和视觉质量,而常规的二次手术因无法改变角膜的不规则,因此,不能获得很好的视觉质量。

【典型病例:FS-LASIK 术后角膜不规则】

1. 基本情况　患者女性,35 岁。

主诉:双眼 FS-LASIK 术后 1 年,左眼视力下降 6 个月。

现病史:患者于 1 年前行双眼 FS-LASIK 手术,术前散瞳验光 OS-7.5DS/-1.25DC×180。术后 1 个月裸眼视力 OS1.0。术后半年开始自觉视力下降,逐渐加重,术后一年来我院就诊。

2. 眼科检查　裸眼视力 OS0.7,角膜瓣好,无移位和皱褶,角膜清亮,无混浊,余前节(-),散瞳查眼底,眼底周边未见视网膜脱离及裂孔。非接触式眼压计测量眼压 OS12mmHg。双眼角膜最薄点厚度 OS443μm。左眼散瞳验光 -1.25DS/-0.5DC×180,矫正视力 1.0。

3. 辅助检查　角膜地形图(图 5-3-1):左眼角膜地形图不规则,光学区偏小。

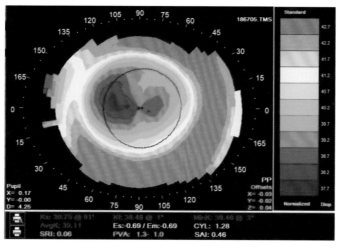

图 5-3-1　角膜地形图:左眼光学区偏小

　　波前像差以低阶像差为主,瞳孔较大,高阶像差以彗差为主,点扩散函数显示成像不能会聚一点(图5-3-2)。

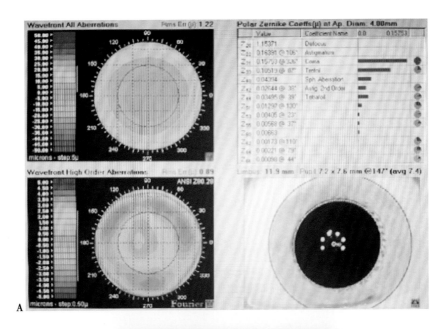

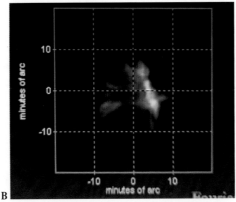

图5-3-2　波前像差:以低阶像差为主,点扩散函数显示成像不能会聚一点

　　4.临床诊断　①左眼FS-LASIK术后回退,②左眼角膜地形图不规则,③双眼LASIK术后。

　　5.治疗方案　二次手术方案:掀开角膜瓣+波前像差引导的个性化手术。

　　6.术后效果　左眼二次手术后视力1.2,角膜规则性增高(图5-3-3)。

　　二次手术后波前像差检查显示低阶像差得到矫正,点扩散函数显示成像可以汇聚为一点(图5-3-4)。

　　对比敏感度显示二次手术前视觉质量见图5-3-5、图5-3-6,二次手术后视觉质量提升(图5-3-7、图5-3-8)。

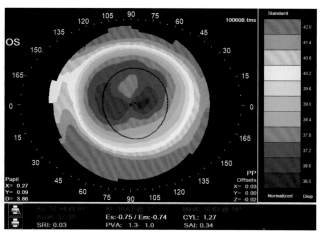

图 5-3-3 角膜地形图：左眼角膜规则性增高

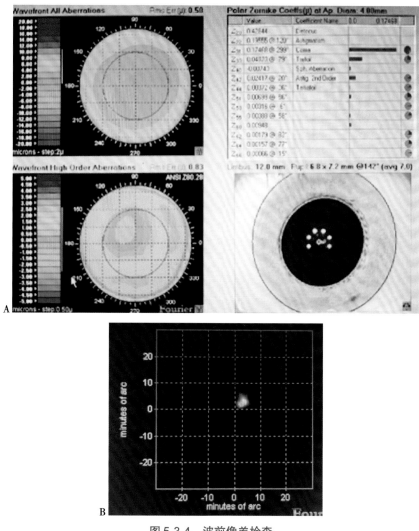

图 5-3-4 波前像差检查

二次手术后低阶像差得到矫正，点扩散函数显示成像可以汇聚为一点。

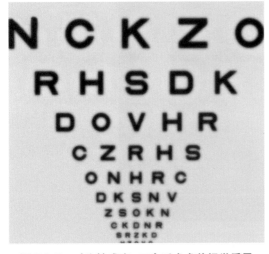

图 5-3-5　对比敏感度：二次手术术前视觉质量

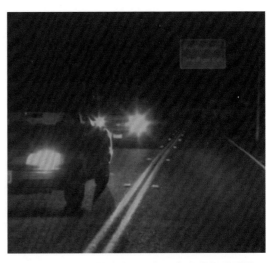

图 5-3-6　对比敏感度：二次手术术前视觉质量

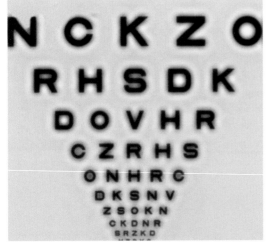

图 5-3-7　二次手术术后视觉质量提升

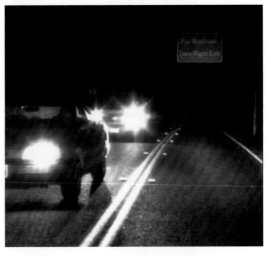

图 5-3-8　二次手术术后视觉质量提升

【经验总结】

　　FS-LASIK 术后的角膜不规则，常伴有视觉质量异常如眩光和夜间驾驶困难等问题，如果残留角膜基质床厚度足够，最简单的手术方式就是掀开角膜瓣，做个性化引导的二次手术改善角膜的不规则，只有这样才能获得很好的视觉质量。

（周跃华　张　晶）

第四节　术后残留远视 / 近视 / 散光

【概述】

　　术后残留远视 / 近视 / 散光是指初次角膜屈光手术时由于个体差异、手术设计、患者术中配合和角膜伤口愈合的差异等因素导致的术后残留远视 / 近视 / 散光的现象。如果只是术后残留远视/近视/散光,不伴有手术光学区和视觉质量的异常,只要角膜厚度足够,通过常规的二次手术就可以获得很好的视力;如果伴有手术光学区和视觉质量的异常,做个性化的二次手术效果更好。

【典型病例:FS-LASIK 术后残留屈光不正】

1.基本情况　患者女性,34 岁。

主诉:双眼 FS-LASIK 术后 1 年余,视力下降。

现病史:患者于 1 年前行双眼 FS-LASIK 手术,术前散瞳验光 OD-5.5DS/-1.5DC×160,OS-6.0DS/-1.0DC×5。术后一周裸眼视力右眼 0.9,左眼 1.0。术后 1 年余,自觉双眼视力下降 1 个月。

2.眼科检查　裸眼视力 OU0.3,角膜瓣完好,无移位和皱褶,角膜瓣下未见积液和上皮植入等,余前节(-)。双眼底及周边未见视网膜脱离及裂孔。非接触式眼压计测量眼压 OU9mmHg。双眼散瞳验光 OD-2.0DS/-0.5DC×10,OS-2.0D。双眼矫正视力 1.0。

3.辅助检查　双眼最薄点角膜厚度 OD458μm,OS449μm。

角膜地形图见图 5-4-1。

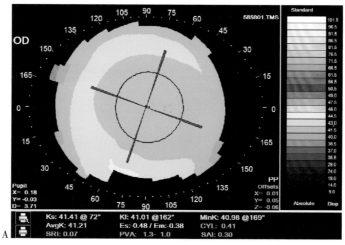

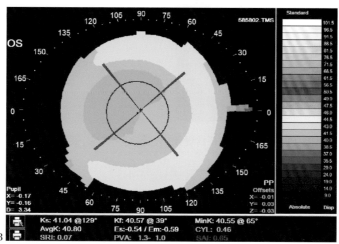

图 5-4-1　角膜地形图

波前像差检查：主要以低阶像差（近视散光）为主，高阶像差数值很低（图5-4-2）。

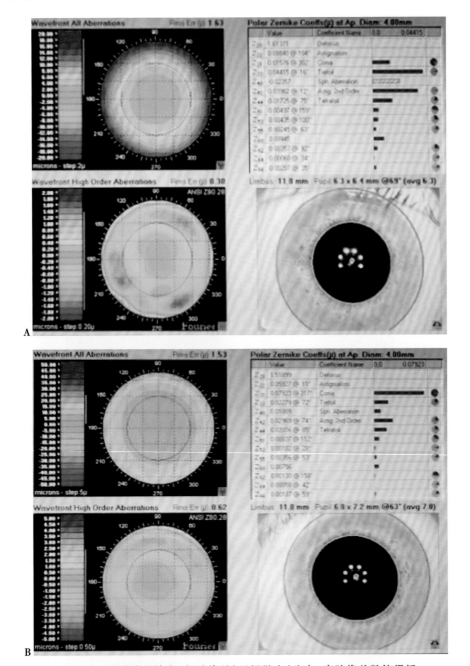

图5-4-2　波前像差检查：低阶像差（近视散光）为主，高阶像差数值很低

iTrace检查：像差主要是以低阶像差为主（图5-4-3）。

4. 临床诊断　①双眼FS-LASIK术后回退，②双眼FS-LASIK术后。

5. 治疗方案　双眼二次掀角膜瓣补激光手术。

6. 术后效果　双眼裸眼视力1.2。手术前、后波前像差点扩散函数见图5-4-4、全眼波前像差见图5-4-5。

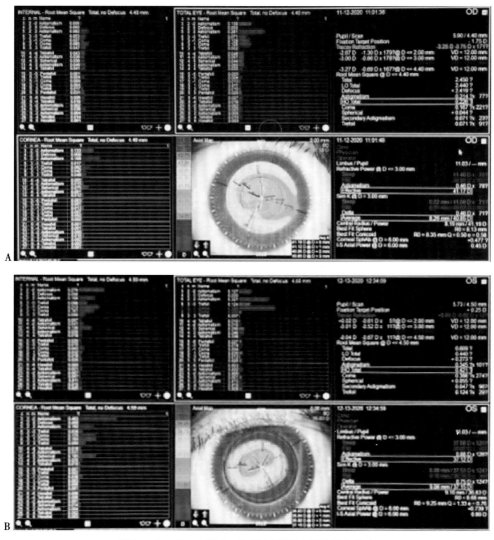

图 5-4-3 iTrace 检查：像差主要是以低阶像差为主

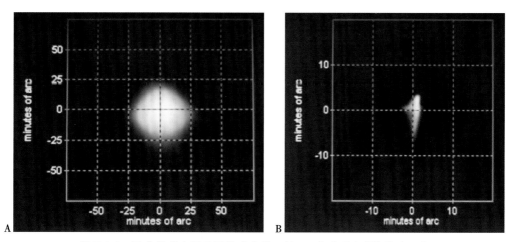

图 5-4-4 波前像差点扩散函数术前是一片，二次术后变成聚焦为一点

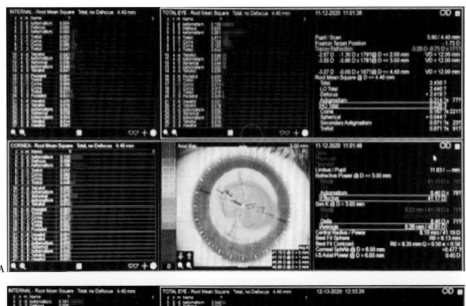

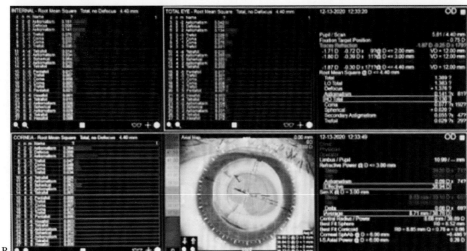

图 5-4-5　全眼波前像差术前较高，二次术后降低

视觉质量：对比敏感度检查二次手术术前、术后无明显差异（图 5-4-6～图 5-4-8）。

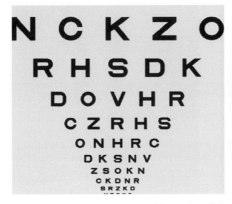

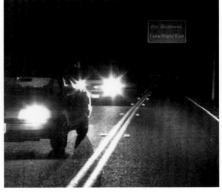

图 5-4-6　术前对比敏感度检查

图 5-4-7　术后对比敏感度检查

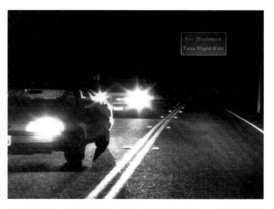

图 5-4-8　视觉质量：对比敏感度检查二次手术术前术后无明显差异

【经验分享】

　　高度近视行飞秒激光辅助 LASIK 手术的患者术后少数病例会出现屈光回退，屈光回退手术方式的选择，要根据患者主诉是否有夜视力差、眩光等视觉质量下降的表现，以及是否存在光学区的偏心等因素来决定最佳的手术方式。如果患者不存在视觉质量下降，仅仅是度数的增加，如果角膜瓣厚度足够，可以采用常规掀瓣或者表层补激光的手术方式即可获得满意的效果。

（周跃华　张　晶）

第五节　角膜营养不良处理

【概述】

　　角膜营养不良是一组原发性、遗传性的角膜疾病，是正常角膜组织受某种异常基因的作用，而使其结构和 / 或功能受到进行性损害的过程。异常物质沉积于角膜组织内或角膜自身结构发生异常改变，从而引起角膜混浊，影响视功能。角膜营养不良的治疗须结合病变的临床、组织病理学特点以及基因遗传信息，并根据病变进展的不同阶段综合考虑。

　　根据角膜解剖层次，国际角膜营养不良分类委员会（International Committee for Classification of Corneal Dystrophies，IC3D）将角膜营养不良分为：①上皮及上皮下营养不良，②上皮 - 基质层 TGFBI 营养不良，③基质层营养不良，④内皮层营养不良。我国角膜屈光手术相关的多个专家共识明确将角膜基质或内皮营养不良列为角膜屈光手术的禁忌证，这是因为角膜营养不良组织接受激光切削可能引起角膜混浊的加重。

【典型病例 1：LASIK 术后角膜营养不良】

　　1. 基本情况　患者女性，23 岁。

　　主诉：双眼 LASIK 术后 2 年，视力下降半年。

　　现病史：2 年前于外院行双眼 LASIK 手术，外院术前眼科查体记录为双眼角膜透明无异常，综合验光等具体不详。术后复查见双眼角膜清，裸眼视力右眼 1.0，左眼 1.0。半年前患者自觉双眼视力逐渐下降，伴眩光感，遂至我院就诊。

　　2. 眼科检查　裸眼视力：OD0.1，OS0.1，试镜矫正无法提高。双眼角膜中央光学区可见泥砂样细密点状混浊，遮挡后方虹膜纹理不清。非接触式眼压计测量眼压：OD12mmHg，

OS13mmHg。

3. 辅助检查 外眼像：双眼角膜中央光学区细密点状混浊（图5-5-1、图5-5-2）。

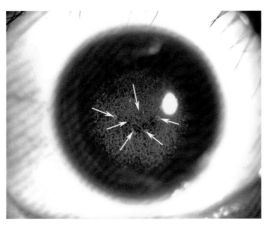 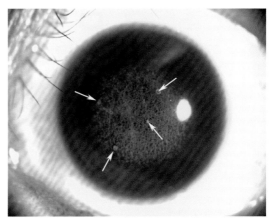

图 5-5-1 右眼治疗前外眼像

右眼角膜中央光学区可见细砂样混浊，其间可见数个较大颗粒状混浊，为原始病灶（白色箭头所示）。

图 5-5-2 左眼治疗前外眼像

左眼角膜中央光学区可见细砂样混浊，其间可见数个较大颗粒状混浊，为原始病灶（白色箭头所示）。

前节 OCT：双眼角膜瓣与基质床界面处可见高反射条带影，右眼角膜中央总厚度约为454μm，高反射条带所在深度约为角膜上皮下 60～111μm（图5-5-3）；左眼角膜中央总厚度约为449μm，高反射条带位于角膜上皮下约55～128μm（图5-5-4）。

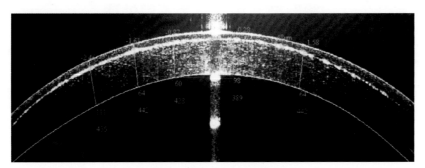

图 5-5-3 右眼治疗前前节 OCT

右眼角膜瓣与基质床界面深度可见高反射条带，为角膜混浊所在位置。

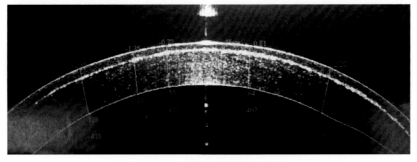

图 5-5-4 左眼治疗前前节 OCT

左眼角膜瓣与基质床界面深度可见高反射条带，为角膜混浊所在位置。

4．临床诊断　①双眼角膜营养不良，②双眼 LASIK 术后。

5．诊治经过

（1）处理：①基因型：患者取外周静脉血行基因检测，发现其存在 *TGFBI* 基因（旧称 *BIGH3* 基因）p.R124H 杂合突变异常，证实该患者为上皮 - 基质层 TGFBI 营养不良中的 2 型颗粒状角膜营养不良（granular corneal dystrophy type Ⅱ，GCD2）。②结合患者前节 OCT 图像检测的角膜混浊具体范围及深度，给予其双眼角膜中央准分子激光治疗性角膜切削术（phototherapeutic keratectomy，PTK）治疗。③术后用药：左氧氟沙星滴眼液每日 4 次；0.1% 氟米龙滴眼液每日 4 次，2 周，此后逐渐降低每日点药频次；聚乙二醇滴眼液每日 4 次。

（2）随访及预后：患者双眼 PTK 术后 1 个月，裸眼视力 OD0.5，OS0.6。显然验光 OD－2.50DS/－1.25DC×170=0.8，OS－1.50DS/－0.75DC×15=0.8。双眼角膜中央光学区透明，隐见周边残存少量细砂样混浊病灶（图 5-5-5、图 5-5-6）。前节 OCT 示双眼角膜中央无高反射条带，周边可见高反射带残存（图 5-5-7、图 5-5-8）。

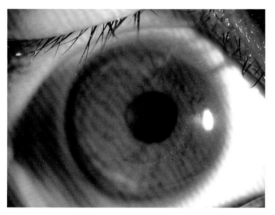

图 5-5-5　右眼 PTK 治疗后外眼像
右眼角膜中央光学区透明，周边隐见少量细砂样混浊病灶残留。

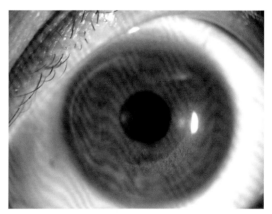

图 5-5-6　左眼 PTK 治疗后外眼像
左眼角膜中央光学区透明，周边隐见少量细砂样混浊病灶残留。

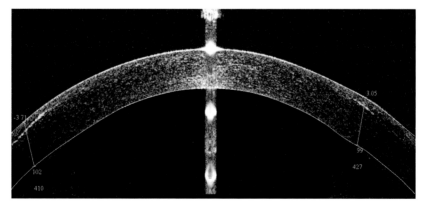

图 5-5-7　右眼治疗后前节 OCT
角膜中央无高反射条带，周边可见高反射带残存。

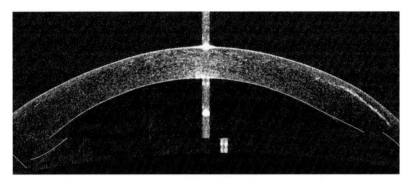

图 5-5-8　左眼治疗后前节 OCT
角膜中央无高反射条带，周边可见高反射带残存。

【经验分享】

对于多种类型的角膜营养不良，目前尚无彻底治愈的方法。当浅层角膜营养不良的患者出现角膜上皮缺损等引起刺激症状，或浅层混浊影响视力时，PTK 是较为有效的治疗方法。PTK 能使患者在病变复发前保持角膜透明，为其提供清晰而稳定的视力而满足工作及生活的需求；利用前节 OCT 检查结果，有助于精确计算并设计合理的手术方案，在角膜厚度允许的安全范围内，PTK 手术可多次施行，延缓需要进行角膜移植手术的时机。但仍不可忽视的是，即使 PTK 以及后续的穿透性角膜移植，多数角膜营养不良都无法避免其混浊的复发。故加强角膜屈光手术前角膜营养不良的筛查尤其是 2 型颗粒状角膜营养不良，有效规避术后疾病加重的风险实为必要。

（张丰菊　宋彦铮）

【典型病例 2：角膜颗粒状营养不良激光屈光手术后角膜混浊】

1. 基本情况　患者中年男性，因双眼高度近视（−8.0D）20 年前于外院行双眼 LASIK 术。术后 5 年出现双眼逐渐视力下降，外院诊断双眼角膜颗粒样营养不良，双眼 LASIK 术后。患者因为视力下降，矫正不理想来我院就诊。

2. 眼科检查　视力：OD0.2（裸眼）矫正 0.5，OS0.05（裸眼），矫正视力不提高。眼压：OD15mmHg，OS17mmHg；双眼角膜中央区浅基质散在颗粒状混浊，部分遮盖瞳孔区，周边角膜透明，左眼更明显（图 5-5-9～图 5-5-12）。

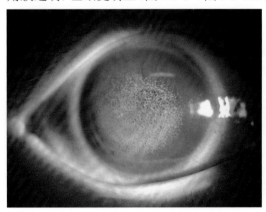

图 5-5-9　LASIK 后角膜营养不良
角膜颗粒状混浊（右眼）。

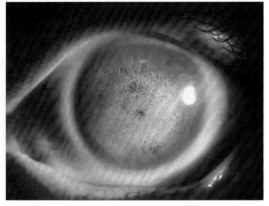

图 5-5-10　LASIK 后角膜营养不良
角膜颗粒状混浊（左眼）。

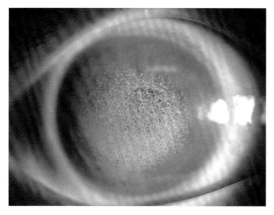

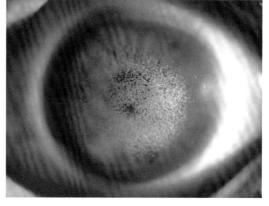

图 5-5-11　LASIK 后角膜营养不良放大前节照（右眼）　　图 5-5-12　LASIK 后角膜营养不良放大前节照（左眼）

3.辅助检查　角膜厚度：OD470μm，OS468μm（图 5-5-13）；OCT 显示双眼角膜浅基质致密高反光信号。角膜内皮计数：角膜内皮无法计数；角膜地形图见图 5-5-14。

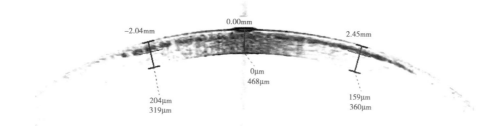

图 5-5-13　OCT 显示左眼角膜浅基质致密高反光信号

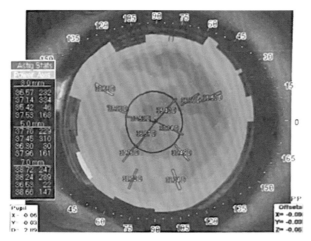

图 5-5-14　角膜地形图：屈光手术后左眼角膜中央区域低曲率

4.临床诊断　①双眼角膜颗粒样营养不良，②双眼 LASIK 术后。

5.诊治经过

（1）手术治疗：左眼准分子激光治疗性角膜切削术（phototherapeutic keratectomy，PTK）。

（2）随访及预后：治疗后半年患者左眼裸眼视力提升至 0.4，最佳矫正视力提升至 0.8，角膜中央切削区较术前清亮，周边未切削区角膜仍呈现显著混浊（图 5-5-15）。OCT 复查角膜厚度：左眼 388μm（图 5-5-16）；角膜地形图形态规则（图 5-5-17）。

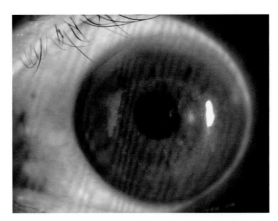

图 5-5-15　左眼 PTK 后 6 个月前节照相
角膜中央透明度增加，散在颗粒状混浊。

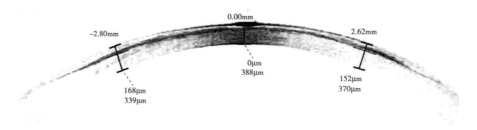

图 5-5-16　左眼 PTK 后 6 个月前节 QCT
角膜浅基质致密高反光带变薄，高反光信号连续呈线。

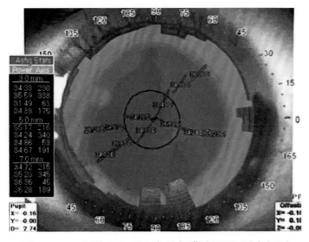

图 5-5-17　左眼 PTK 后 6 个月角膜地形图：形态规则

【经验分享】

颗粒状角膜营养不良是角膜基质营养不良的一种常见类型，也是一种严重影响视力的眼病，多数有家族遗传史，药物治疗无效，病情逐年加重，最终严重影响视力需要角膜移植手术治疗。该患者在青年期有近视，度数逐渐加深，矫正视力好，拟进行近视激光手术，LASIK 手术后裸眼视力好。

术后几年由于自身角膜疾病的再次发展，激光屈光角膜手术也可以激惹病灶，又加速病变的进程。PTK 是治疗角膜混浊的有效手段，但屈光术后患者往往角膜剩余较薄，能够进行 PTK 治疗的机会有限，而且激光术后角膜混浊随着时间仍然逐渐出现，视力会再次下降。因而，对于明确诊断的角膜营养不良病例，属于激光角膜屈光手术禁忌证，手术前需要严格筛选，对于角膜存在混浊诊断不能明确可以通过基因检测来协助判定。

（姜　洋　李　莹）

第六章　激光角膜屈光手术后外伤相关并发症

第一节　激光角膜屈光手术后外伤相关并发症概述

激光角膜屈光手术后眼部特别是角膜受到机械性、物理性、生物性或化学性损害后，除了表现出与正常眼相同的损伤和修复反应外，还增加了与既往屈光手术病史相关的一些特有的并发症，以机械性损伤较为常见且显著，诊断和治疗相对困难。根据患者所接受的激光角膜屈光手术方式不同，其外伤后的表现形式也不尽相同。

表层激光手术后角膜中央准分子激光切削区前弹力层缺失，上皮直接附着于基质浅层，外伤后的反应和修复可能与结构完整的正常角膜组织不同，但未见有相关临床病例报道。横向眼球钝器伤动物实验表明，眼球在 −10.0D PRK 切削后与未手术的情况表现相似。离体人眼实验显示，常规切削深度的 PRK 手术不会削弱角膜的完整性。

板层激光角膜屈光手术类别中，机械板层刀和飞秒激光辅助的 LASIK 手术临床应用时间较长，外伤后相关并发症的病例报道较多，飞秒激光制作的角膜瓣抵抗外伤的能力要优于机械板层刀。根据受伤时外力的强度和作用部位不同，即使在手术后多年，仍然会导致表现不一的角膜瓣相关并发症。轻微作用于角膜瓣部位的外力可仅引起角膜瓣的轻微移位，发生"条纹样"皱褶而不伴有上皮植入等并发症，通常没有或仅有轻微的裸眼视力下降和最佳矫正视力的丢失。较严重的角膜外伤表现为角膜瓣的严重皱褶（图 6-1-1～图 6-1-3）、移位、折叠、穿孔、撕裂（图 6-1-4，图 6-1-5）、丢失等，可伴有角膜水肿、层间积液、层间上皮植入、层间异物、弥漫性层间角膜炎（DLK）、感染等。层间上皮植入如未经及时和恰当的处理，可能继发角膜瓣或瓣下基质床融解（图 6-1-6，图 6-1-7），远期发生程度不等的角膜混浊和不规则散光。以上情况若波及角膜中央区均会严重影响视力。角膜瓣相关并发症通常需要及时的手术治疗，手术中需要重新掀开角膜瓣，彻底去除角膜层间的上皮组织、异物等，使用低渗盐水水化或去除皱褶表面的上皮组织有利于充分铺平角膜瓣，必要时可能需要角膜瓣缘的缝合，术毕充分干燥密闭瓣缘后配戴角膜绷带镜。术后的重点是密切观察层间上皮植入复发情况。

飞秒激光基质透镜摘除术（FLEx）临床病例较少，未见有相关外伤后并发症的报道，理论上与飞秒激光辅助 LASIK（FS-LASIK）手术后外伤表现相同。

飞秒激光小切口角膜基质透镜取出术（SMILE）在角膜表面只有 2～4mm 的切口且位于上方，外伤后一般不会发生类似 LASIK 术后角膜瓣相关的风险，即使术后受到较为严重的眼球钝挫伤，角膜帽依然没有明显的异常，但可以发生角膜帽下弥漫性层间角膜炎（DLK）。

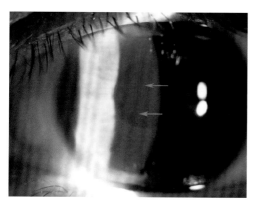

图 6-1-1　FS-LASIK 术后外伤致角膜瓣皱褶

患者女性，47 岁，左眼非主视眼，单眼视手术设计，预留屈光度 −1.50D，BCVA1.0⁺²。左眼FS-LASIK 术后第 20 天裂隙灯检查可见角膜中央光学区纵向弧形轻微条纹样皱褶（蓝色箭头所示），裸眼视力（UCVA）0.5，最佳矫正视力（BCVA）1.2。患者诉术后第 10 天曾发生轻微外伤，当时眼部有疼痛、流泪等刺激症状，睡觉后自行缓解，自觉视力轻微下降。手术后第 22 天表面麻醉下局部上皮松解后掀开角膜瓣并重新复位。手术后 2 个月，UCVA0.4，BCVA1.2，角膜瓣无皱褶。

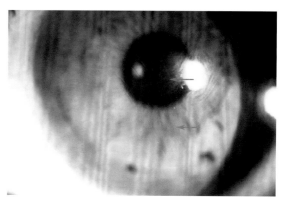

图 6-1-2　FS-LASIK 术后外伤致角膜瓣皱褶

患者女性，24 岁，右眼 FS-LASIK 术后 1 年，右眼被拳头碰伤后视力下降，UCVA0.8，裂隙灯检查右眼角膜瓣颞下方可见细微斜行皱褶（蓝色箭头所示），范围达角膜中央瞳孔区。表面麻醉下行角膜上皮松解联合角膜瓣水化复位后视力恢复，角膜皱褶消失。术后 UCVA恢复至 1.0。

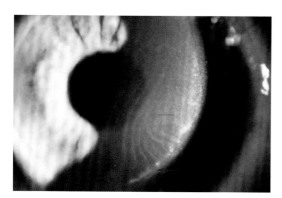

图 6-1-3　LASIK 术后外伤致角膜瓣皱褶

患者男性，21 岁，左眼 LASIK 术后 40 天，左眼被手指戳伤后视力下降伴异物感 3 天，裂隙灯检查左眼角膜瓣可见颞下方瓣缘水波纹样皱褶（蓝色箭头所示），瓣缘处少量上皮植入（红色箭头所示）。

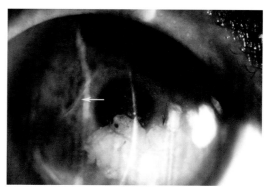

图 6-1-4　LASIK 术后外伤致角膜瓣裂伤

患者女性，28 岁。左眼 LASIK 术后 3 年，外伤后视力下降 1 个月。检查：UCVA0.1，BCVA0.1。裂隙灯检查见 8：00 至 9：00 位处角膜瓣斜行经瞳孔上缘向鼻上方裂伤（黄色箭头所示），角膜瓣下中央区白色团块样上皮植入（红色箭头所示）。

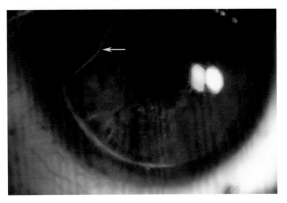

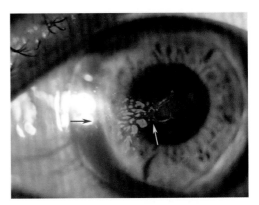

图 6-1-5 图 6-1-4 患者行角膜层间上皮植入清除及角膜瓣复位术后第 5 天

UCVA0.8，角膜瓣对位良好，角膜瓣撕裂处对合良好（黄色箭头所示），角膜层间无上皮植入。

图 6-1-6 LASIK 术后外伤致角膜瓣融解

患者男性，33 岁，左眼 LASIK 手术后 6 年，拳击伤后视力下降 2 年，裂隙灯检查见鼻侧角膜瓣下上皮植入，呈乳白色片状混浊（红色箭头所示），角膜瓣中央处可见约 3.5mm×1.5mm 融解穿孔（绿色箭头所示），鼻下方角膜瓣边缘处不规则融解。

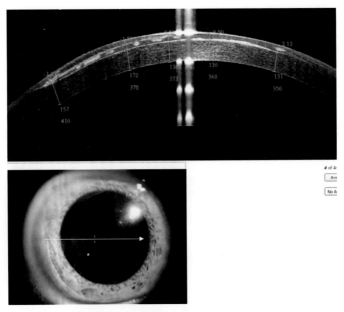

图 6-1-7 图 6-1-6 患者前节 OCT 检查结果

前节 OCT 可见角膜层间上皮植入，散在高反光区，瞳孔区角膜瓣变薄，局部融解区域被上皮组织填充，患者会诊后未治疗，转归不详。

（米生健 段宇辉）

第二节 FS-LASIK 术后角膜外伤

【概述】

FS-LASIK 手术由于角膜瓣愈合的特性，术后一旦遇到角膜外伤容易导致角膜上皮缺损、角膜水肿，导致瓣移位、折叠、破碎，甚至丢失。伴随会出现不同程度上皮植入、内生、基质床混浊，严重影响视力。需要诊断明确，避免感染，尽快手术冲洗、瓣复位。特别注意的是尽量抚平破损的角膜瓣，仔细对位，争取获得好的伤口创面修复。

【典型病例：FS-LASIK 术后外伤性角膜瓣皱褶】

1. 基本情况　患者男性，21 岁。军人。

主诉：双眼 FS-LASIK 术后 2 年，左眼打篮球时不慎外伤视力下降 10 天。

现病史：2 年前曾在外院行双眼 FS-LASIK 手术，术后双眼裸眼视力达到 1.0。10 天前左眼外伤后视力下降明显，戴镜矫正不能提高。外院就诊，诊断左眼角膜外伤，双眼 FS-LASIK 术后，给予糖皮质激素滴眼液、抗生素眼药水和玻璃酸钠滴眼液每日各 4 次治疗，随诊。观察 10 天未见好转来我院就诊。

2. 眼科检查　裸眼视力 OD1.0，眼前节、前房均未见异常。OS0.1，显然验光，−1.75DS/−2.75DC×100=0.2；结膜充血（+），无分泌物，角膜上皮完整，角膜轻度水肿，角膜层间可见密度、形态不同的四处混浊，鼻上方角膜层间局部不均匀混浊 1.0mm×1.0mm，下方和颞下方角膜层间可见条形混浊达到瞳孔中央，颞上部分角膜瓣内折以及近乎均匀板层混浊区域，范围约 1.5mm×3.5mm，角膜瓣基本对位。前房中等深度，未见 KP。眼压：OD12mmHg，OS15mmHg。

3. 辅助检查　就诊时眼前节照相：角膜局部不均匀混浊（图 6-2-1、图 6-2-2）。

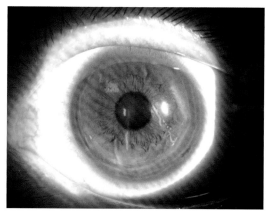
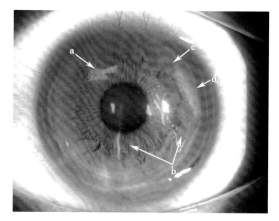

图 6-2-1　左眼治疗前前节照相

角膜轻度水肿，角膜层间几处混浊，鼻上方不致密混浊、中央区和颞侧下方条形混浊达到瞳孔中央，颞上较致密混浊，以及颞上方局部角膜瓣内折。

图 6-2-2　左眼治疗前放大前节照相

角膜上皮完整，角膜轻度水肿，中央区明显；a. 鼻上方角膜层间局部上皮内生，b. 中央区和颞下方角膜层间条形上皮植入达到瞳孔中央，c. 颞上角膜内折线，d. 均匀角膜混浊，范围约 1.5mm×3.5mm，角膜瓣基本对位。

4. 临床诊断　①左眼角膜外伤，②左眼角膜上皮内生，③左眼角膜瓣内折，④左眼上皮植入，⑤双眼 FS-LASIK 术后。

5. 诊治经过

（1）表面麻醉下行左眼角膜上皮内生、上皮植入刮除术联合 PTK，角膜折叠复位术，角膜瓣对位术，术毕覆盖角膜绷带镜。术后局部给予妥布霉素地塞米松滴眼液每日 4 次，玻璃酸钠滴眼液每日 4 次、小牛血去蛋白提取物眼用凝胶每晚 1 次。建议术后复查。

（2）随访及预后

第一次复查：术后 1 天，当地复查裸眼视力左眼 0.5，结膜轻度充血 +，角膜弥漫水肿，中央区和颞上方局部明显。角膜层间轻度雾状混浊，未见层间残留上皮，角膜瓣对位好，绷带镜在位。嘱 7～10 天后停用妥布霉素地塞米松滴眼液，改为 0.1% 氟米龙滴眼液每日 4 次，其余用药同前，随诊。

第二次复查：术后 15 天，来院复查左眼裸眼视力 0.8，眼压 OD14mmHg，OS16mmHg。左眼结膜轻度充血 +，角膜大部分透明，上皮完整，角膜中央可见角膜瓣局部轻度混浊痕迹，未见新的上皮植入和内生，颞上瓣对位良好，轻度混浊。电脑验光：OS−0.25DS/−0.25DC×80=1.0，前房中等深度，未见 KP（图 6-2-3、图 6-2-4）。调整糖皮质激素用药，0.1% 氟米龙滴眼液每日 4 次，3 天后改为每日 2 次，3 天后改为每晚 1 次，3 天后停用。加用盐酸卡替洛尔滴眼液，每日 2 次，1 周；其余同前。更换绷带镜。

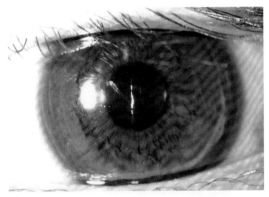

图 6-2-3　左眼治疗后 15 天前节照相

角膜局部轻度水肿，角膜层间轻度雾状混浊，角膜瓣对位好，未见新的上皮植入和内生，更换角膜绷带镜。

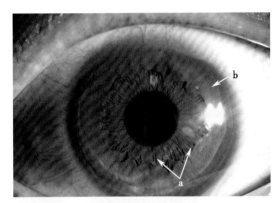

图 6-2-4　左眼治疗后 15 天放大前节照

a. 中央区和颞下方角膜上皮局部水肿，b. 颞上角膜瓣复位局部轻度混浊，瓣对位好。

第三次复查：术后 20 天，左眼裸眼视力 1.0，眼压 OD12mmHg，OS13mmHg。左眼角膜透明，上皮完整，角膜中央可见角膜瓣局部轻度混浊痕迹，颞上折叠角膜瓣复位后角膜基质恢复透明，未见新的上皮植入和内生。前房中等深度，未见 KP（图 6-2-5、图 6-2-6）。继续用药，0.1% 氟米龙滴眼液每日 2 次，3 天后改为每晚 1 次，3 天后停用。玻璃酸钠滴眼液每日 4 次。

【经验分享】

本病例为年轻男性，外伤后视力下降 10 天就诊。裂隙灯检查可见角膜瓣下几处混浊，根据混浊特点：可见到内生上皮、植入上皮、部分角膜瓣向内折叠、折叠后局部由于角膜基质去缺损出现角膜混浊。角膜上皮内生：是指角膜上皮在角膜瓣下和基质床之间的层面上增殖、生长、逐渐增厚；角膜上皮植入：是指角膜上皮从角膜瓣的边缘逐渐向角膜瓣下层间植入。根据位置有周边型、中央型，可以严重影响视力；角膜瓣很薄，容易撕裂或者折叠，一旦出现局部折叠，角膜上皮会同瓣前层基质一同向内折叠，基质缺损处角膜上皮随后覆盖，由于此处没有前基质而出现局部混浊。因此，仔细观察混浊特点，明确诊断非常重要。为手术处理提供依据。

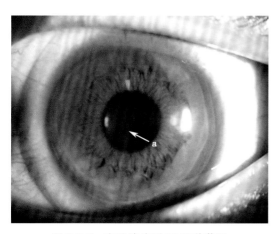

图 6-2-5　左眼治疗后 20 天前节照

角膜上皮完整，角膜透明，a. 角膜瓣局部轻度混浊痕迹，角膜瓣对位好。

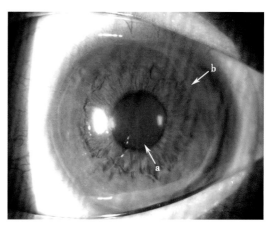

图 6-2-6　左眼治疗后第 20 天放大前节照

角膜上皮完整，角膜透明，角膜瓣对位好；a. 角膜瓣局部轻度混浊痕迹，b. 颞上折叠角膜瓣复位后痕迹线，摘接触镜。

手术分几步进行：①掀开角膜瓣，反转复位内折角膜瓣；②刮除干净内生和植入角膜上皮；瓣上瓣下同时处理；③PTK 多点激光来平整基质床面和避免残留上皮细胞；④完成角膜瓣复位，对位准确；⑤覆盖绷带镜 2～3 周。术后使用糖皮质激素滴眼液 2～3 周，逐渐减量，避免新的上皮植入。

注意点：有角膜瓣屈光手术后角膜相对脆弱，尽量避免眼外伤；一旦外伤立即就医；正确诊断和仔细处理；避免感染，为患者增视力。角膜上皮修复能力很强，一旦基质组织有缺失，会被瘢痕组织替代，甚者严重影响视力；所以如果遇到角膜瓣破碎者，一定仔细对位，覆盖绷带镜。

（李　莹）

第三节　FS-LASIK 术后角膜外伤

【概述】

FS-LASIK 术后角膜一旦遭受外伤，角膜瓣容易发生裂伤，伤口很快被上皮覆盖，愈合过程中外伤松解的角膜上皮可以植入瓣下裂伤处的层间，并且逐渐生长，导致角膜水肿和影响视力。如果不及时处理，内部生长的角膜上皮会影响局部瓣上和瓣下组织的代谢、营养，可以导致角膜融解或者瘢痕形成，视力受到严重或者永久的下降。手术操作特别注意动作轻柔，刮除干净植入的上皮，并不能损伤角膜基质组织，特别是中央区，角膜瓣对位，伤口创面对合。

【典型病例：FS-LASIK 术后外伤性角膜瓣裂伤伴上皮植入】

1. 基本情况　患者男性，31 岁。教师。

主诉：打羽毛球不慎导致右眼外伤，畏光、重影、流泪、视力严重下降 20 天。

现病史：20 天前右眼不慎外伤后出现视力下降、畏光，外院就诊诊断为右眼角膜外伤，角膜瓣裂伤，双眼 FS-LASIK 术后，给予抗生素治疗，未见好转，视力明显下降来我院就诊。

既往史：半年前曾在外院行双眼 FS-LASIK 手术，术后双眼裸眼视力达到 1.2。

2．眼科检查　裸眼视力 OS1.2，眼前节、前房均未见异常。OD0.05（小孔镜视力 0.1），结膜轻度充血 +，无分泌物，角膜上皮完整，角膜中央区混浊，可见角膜垂直瓣裂伤，伤口长约 4mm，伤口表面上皮覆盖，已经闭合，瓣下局部植入上皮，角膜瓣边缘对位不良，前房中等深度，未见 KP。眼压：OD10mmHg，OS11mmHg。

3．辅助检查　就诊时眼前节照相见图 6-3-1。

4．临床诊断　①右眼角膜外伤，②右眼角膜瓣裂伤，③双眼 FS-LASIK 术后。

5．诊治经过

（1）局部表面麻醉，右眼角膜瓣掀开后行植入上皮刮除术联合 PTK，对合角膜瓣伤口，角膜瓣对位术，术毕覆盖角膜绷带镜，涂妥布霉素地塞米松眼膏，局部加压包扎。建议术后两天复查。

（2）随访及预后

第一次复查：术后 2 天，右眼裸眼视力 0.1，畏光明显，角膜瓣对位好，绷带镜在位。医嘱妥布霉素地塞米松滴眼液每日 4 次，7～10 天后停用，改为 0.1% 氟米龙滴眼液每日 4 次，一周后改为每日 2 次，1 周后改为每晚 1 次，1 周后停用，玻璃酸钠滴眼液每日 4 次，更昔洛韦眼用凝胶每晚 1 次。注意眼压。2～3 周摘绷带镜。因为特殊原因患者以后在当地复查。

第二次复查：术后 30 天，来院复查右眼裸眼视力 0.8⁺（小孔镜视力 1.0⁺），眼压 OD13mmHg，OS13mmHg。右眼结膜不充血，角膜中央区伤口对合好，上皮完整，局部轻度混浊，未见新的上皮植入，瓣对位好。前房中等深度，未见 KP（图 6-3-2）。

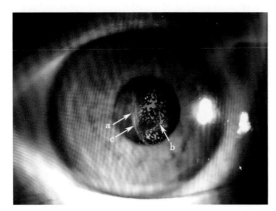

图 6-3-1　右眼治疗前前节照
a. 角膜瓣裂伤伤口，b. 角膜层间上皮植入，c. 角膜局部混浊。

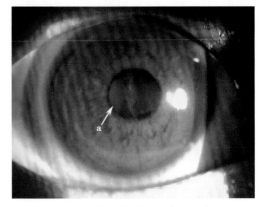

图 6-3-2　右眼治疗后一个月前节照
角膜瓣对位好，a. 伤口处角膜瓣对合好，局部轻度混浊，不水肿。

【经验分享】

FS-LASIK 术后角膜一旦受外伤容易导致瓣裂伤，需要尽快处理。手术操作特别注意动作轻柔，刮除干净植入上皮，并不能损伤角膜基质组织，特别是中央区，角膜瓣对位，伤口创面对合。

本病例外伤眼视力下降 20 天，重影、畏光就诊。裂隙灯检查可见角膜中央区较长的垂直伤口，伴有上皮植入。明确诊断后需要尽早手术处理。

手术分几步进行：①掀开角膜瓣，刮除瓣上瓣下植入角膜上皮；②对合角膜瓣伤口；③PTK 局部激光来平整基质床面和避免残留上皮细胞；④角膜瓣准确复位；⑤覆盖绷带镜，加压包扎，来避免层间积液、伤口错位。术后应用糖皮质激素一个月，逐渐减量，来避免新的上皮植入和减轻角膜局部瘢痕生成。

注意点：①角膜瓣掀开、复位操作轻柔，上皮刮除和冲洗干净，避免角膜上皮再次植入；②术毕局部加压包扎两天，防治伤口错位愈合；③局部糖皮质激素延长使用 1～2 个月，以减轻局部瘢痕形成；④建议戴绷带镜 2～3 周，减轻局部刺激症状，使得视力恢复更好。

（李　莹）

第四节　LASIK 术后角膜外伤

【概述】

LASIK 术后外伤性角膜瓣相关并发症包括角膜瓣移位、皱褶和层间上皮植入等，较严重的眼球钝挫伤会导致角膜水肿和层间积液，影响患者远期视觉功能，需要引起屈光手术医生的注意。

【典型病例 1：LASIK 术后外伤性角膜水肿伴上皮植入】

1. 基本情况　患者男性，19 岁。

主诉：左眼被拳击后视力下降 8 天。

现病史：8 天前左眼拳击伤后视力下降，伴畏光、流泪。5 天前在当地医院诊断"左眼角膜瓣移位"行"角膜瓣复位手术"，术后视力无改善，畏光、流泪症状加重，遂来我院就诊。

既往史：患者 5 个月前外院行双眼板层刀制瓣 LASIK 手术，术后视力恢复良好。

2. 眼科检查　UCVA：OD1.2，OS0.05，矫正不提高。左眼眼压测不出，指测 Tn。左眼结膜下出血，全层角膜水肿，下 1/2 显著，角膜瓣在位无皱褶，下方 1/3 层间上皮植入（图 6-4-1 红色箭头所示），未见层间积液，后弹力层无皱褶，前房、虹膜、瞳孔大致正常，眼底窥视不清。

3. 辅助检查　Pentacam 检查（图 6-4-2）：左眼鼻下方角膜曲率异常增高，相应区域角膜增厚，最高达 1 151μm，后表面高度向后膨隆。

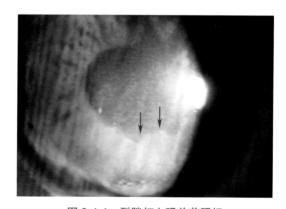

图 6-4-1　裂隙灯左眼前节照相
角膜全层水肿。

4. 临床诊断　①左眼钝挫伤，②左眼角膜层间上皮植入，③双眼 LASIK 术后。

5. 治疗经过

（1）处理：经全身及局部使用糖皮质激素药物等治疗 5 天后，角膜水肿消退不明显（图 6-4-3）。表面麻醉下行"左眼角膜层间上皮植入清除术"，术中见角膜瓣及基质水肿明显，整个角膜层间满布上皮组织，予以完全清除，复位角膜瓣并充分干燥后配戴角膜绷带镜。术后妥布霉素地塞米松滴眼液每日 8 次，噻吗洛尔滴眼液每日 2 次点眼。

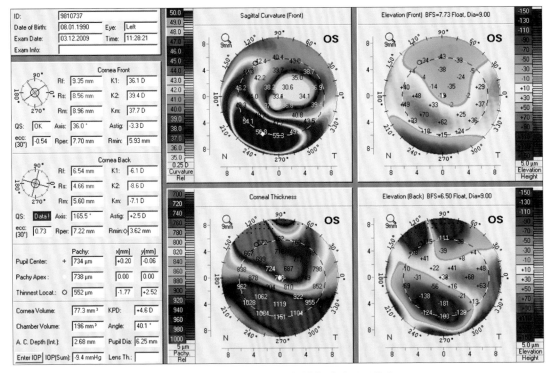

图 6-4-2　Pentacam 断层扫描角膜地形图检查

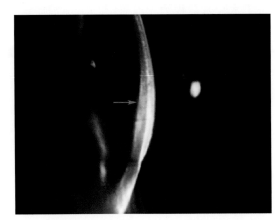

图 6-4-3　伤后第 13 天，裂隙灯检查
显示角膜全层水肿（蓝色箭头所示），未见明显层间积液。

（2）随访：术后第 5 天，左眼角膜上皮水肿明显减退，下方基质水肿仍无减轻，下方角膜瓣缘出现 1mm 宽上皮植入（图 6-4-4）。术后第 10 天使用高渗糖液（50% 葡萄糖注射液＋维生素 C 注射液）滴眼，每日 4 次。

术后第 13 天，UCVA0.3，角膜水肿明显减轻，角膜瓣中下方轻度混浊，上皮植入无进展（图 6-4-5）。Pentacam 检查显示角膜前表面曲率及角膜厚度较手术前明显改善（图 6-4-6）。

术后 18 个月检查，UCVA0.8，BCVA1.2，角膜瓣中下方轻度混浊，瓣缘上皮植入无进展（图 6-4-7），Pentacam 检查显示角膜曲率及厚度符合激光矫正术后改变（图 6-4-8）。

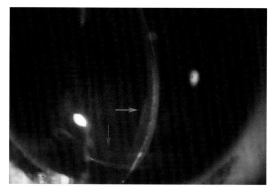

图 6-4-4　角膜层间上皮植入清除术后第 5 天
角膜水肿减轻不明显（蓝色箭头所示），较前透明，下方角膜瓣边缘 1mm 上皮植入（红色箭头所示）。

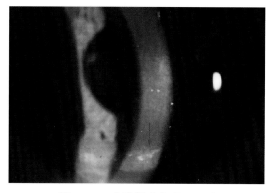

图 6-4-5　高渗糖液点眼 3 天后
角膜水肿快速消退，边缘上皮植入无进展（红色箭头所示）。

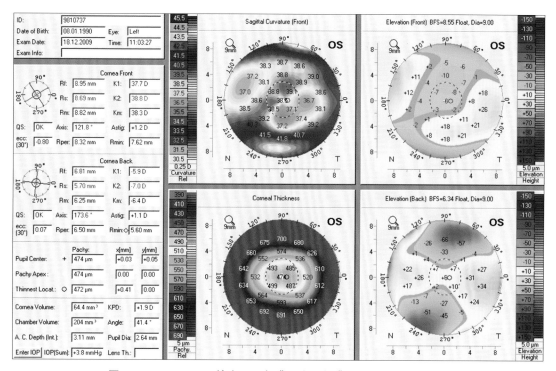

图 6-4-6　Pentacam 检查显示角膜厚度和角膜前表面形态明显恢复

【经验分享】

　　屈光手术后的角膜水肿通常是因为眼压升高或角膜内皮功能障碍所致。因为缺乏胶原纤维的连接，LASIK 手术后角膜瓣与基质床之间存在永久的潜在腔隙。LASIK 手术后角膜水肿通常是因为糖皮质激素滴眼液点眼导致眼压升高，内皮屏障功能下降，可表现为均匀性角膜水肿和层间积液。LASIK 术后外伤性角膜瓣相关并发症包括角膜瓣移位、皱褶和层间上皮植入等。较严重的眼球钝挫伤会导致角膜水肿和层间积液。本病例受伤后曾在外院手术处理，具体治疗过程不详，因此受伤后的初始状态不知，推测不均匀性角膜中下方水肿的原因为外伤导致的角膜内皮功能障碍。在角膜水肿的状态下进行层间上皮植入的清除也

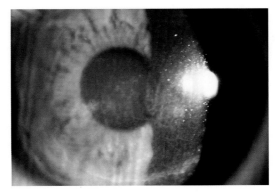

图6-4-7 术后18个月,裂隙灯检查

角膜轻度混浊,角膜瓣边缘上皮植入无进展(红色箭头所示)。

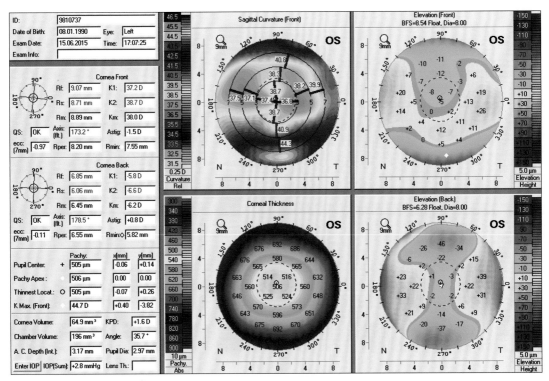

图6-4-8 术后18个月,Pentacam检查

显示角膜前表面规则,前、后表面高度正常,厚度符合激光矫正术后改变。

许是本病例处理中的失误,治疗待角膜水肿消退后再行手术治疗则上皮植入复发的可能性会下降,庆幸的是本例远期随访上皮植入自限,没有侵犯角膜中央区,视力恢复良好。

(米生健 段宇辉)

【典型病例2:LASIK术后外伤性角膜瓣移位】

1. 基本情况 患者男性,36岁。

主诉:车祸撞伤左眼15小时,视力下降。

现病史:患者15小时前车祸撞伤左眼出现左眼红肿,视力下降。

既往史：既往 18 年前因近视在外院行双眼 LASIK 手术。

2. 眼科检查　裸眼视力：OD0.8，OS 眼前手动。

查体：左眼上睑全层皮肤裂伤伴肿胀，球结膜下浓密出血，角膜大面积上皮缺损，角膜瓣卷曲移位。前房深度适中，瞳孔圆，约 6mm，对光反射（－），晶状体透明。右眼前节无明显异常。

3. 初步诊断　①左眼上睑皮肤裂伤，②左眼球钝挫伤，③左眼角膜瓣翻转移位，④双眼 LASIK 术后。

4. 治疗

（1）急诊行"左眼眼睑重建术（睑板全层断裂）"，术后 3 天内规律复查，局部及全身给予抗生素抗感染治疗。

（2）左眼眼睑重建术后 4 天于我院屈光手术中心门诊就诊。

5. 屈光手术中心门诊眼科检查　裸眼视力：OD0.8，OS0.12。

查体：左眼睑肿胀，可见皮下淤血，皮肤缝线在位，上睑抬起无力，结膜水肿（图 6-4-9），颞上方角膜瓣翻转，层间可见大片的角膜上皮植入伴混浊，前节 OCT 明显（图 6-4-10，图 6-4-11），血性 KP，前房深度适中，房闪（＋），瞳孔直接和间接对光反射均迟缓，轻度散大，晶状体密度增高。

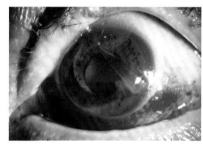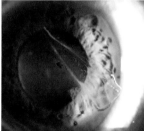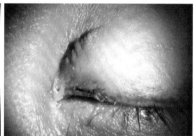

图 6-4-9　上睑皮肤缝合对位，角膜瓣翻转移位，层间可见上皮植入

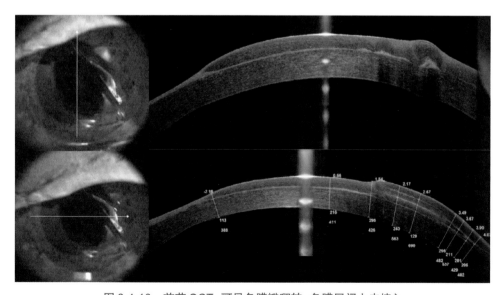

图 6-4-10　前节 OCT：可见角膜瓣翻转，角膜层间上皮植入

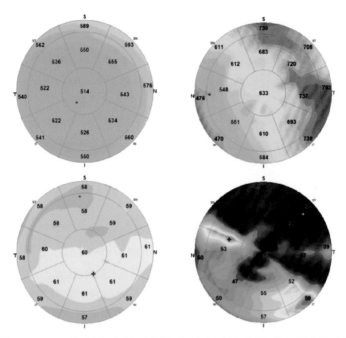

图 6-4-11　前节 OCT：角膜厚度图可见角膜水肿增厚，上皮厚度不均匀

6. 初步诊断　①左眼角膜瓣移位翻转，②左眼 LASIK 术后角膜上皮植入，③左眼眼球钝挫伤，④左眼睑裂缝合术后，⑤双眼 LASIK 术后。

7. 治疗经过

（1）就诊当日表面麻醉下行"左眼角膜瓣复位术＋角膜层间植入上皮刮除术"。

（2）第一次复查：术后 1 天。

视力 OD0.8，OS0.4；眼压，OD13mmHg，OS14mmHg。查体：左眼角膜绷带镜在位，角膜瓣平整在位，上皮植入（-），前房深度适中，瞳孔对光反射迟缓，轻度散大，晶状体透明。左眼给予加替沙星眼用凝胶每日 4 次，重组牛碱性成纤维细胞生长因子眼用凝胶每日 4 次，0.3% 玻璃酸钠滴眼液每日 4 次。

第二次复查：术后 1 周。

裸眼视力，OD0.8，OS0.4；眼压，OD13mmHg，OS14mmHg；电脑验光，OD-0.25DS，OS-0.25DS/-4.25DC×50。查体：左眼角膜绷带镜在位，角膜瓣平整在位，上皮植入（-）（图 6-4-12），前房深度适中，瞳孔对光反射迟缓，轻度散大，晶状体透明。左眼继续使用加替沙星眼用凝胶每日 4 次，1 周；0.1% 氟米龙滴眼液每日 4 次，每周递减；重组牛碱性成纤维细胞生长因子眼用凝胶每日 2 次；玻璃酸钠滴眼液每日 4 次；甲钴胺片剂 0.5mg 每日 1 次，口服至 1 个月。

第三次复查：术后 1 个月。

裸眼视力，OD0.8，OS0.5；眼压，OD11.2mmHg，OS9.6mmHg；显然验光，OD-0.25DS=1.0，OS-1.75DC×60=0.7。查体：左眼角膜瓣平整在位（图 6-4-13），未见新鲜的上皮植入（图 6-4-14，图 6-4-15），前房深度适中，瞳孔对光反射迟缓，轻度散大，中央区域晶状体透明。给予小牛血去蛋白提取物眼用凝胶每日 4 次，玻璃酸钠液滴眼液每日 4 次，地夸磷索钠滴眼液每日 4 次，甲钴胺 0.5mg 每日 1 次，口服。

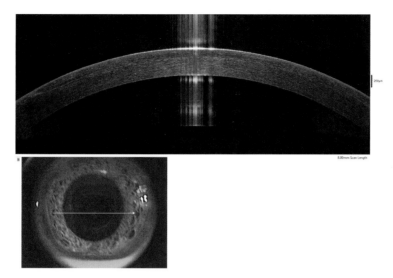

图6-4-12　前节 OCT：角膜瓣平整在位，未见植入上皮

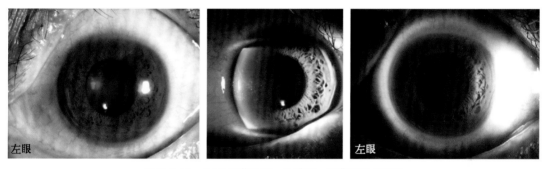

图6-4-13　左眼前节照相：角膜清，角膜瓣平复在位

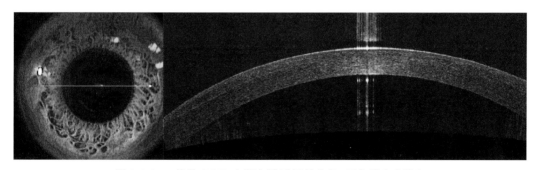

图6-4-14　前节 OCT：左眼角膜瓣平整在位，无角膜上皮植入

第四次复查：术后3个月。

裸眼视力，OD0.8，OS0.6；眼压，OD10mmHg，OS9mmHg；显然验光，OD−0.25DS=0.9，OS−0.5DS/−1.00DC×65=0.7。查体：右眼未见异常。左眼角膜瓣平整在位，上皮植入清除干净无新的上皮植入，前房深度适中，散瞳检查周边部晶状体可见点状混浊（图6-4-16，图6-4-17）。

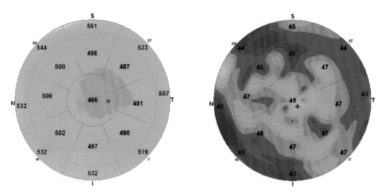

图 6-4-15　前节 OCT：左眼角膜厚度图可见角膜厚度恢复正常

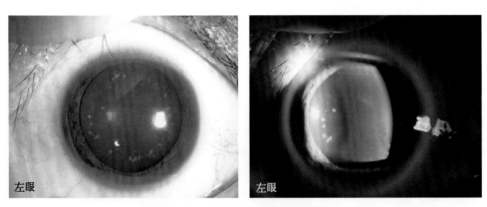

图 6-4-16　术后 3 个月复查前节照相

显示左眼角膜瓣对位好且透明，瞳孔药物性散大，晶状体周边部点状混浊。

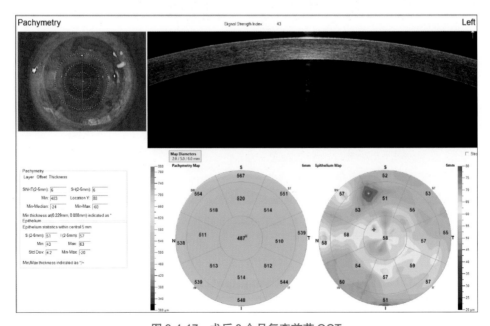

图 6-4-17　术后 3 个月复查前节 OCT

可见左眼角膜厚度完全恢复正常，角膜瓣平复在位，无再次角膜上皮的植入。

【经验分享】

接受角膜屈光手术的基质层间手术方式（LASIK/FS-LASIK/SMILE）的围手术期及其远期都需要加强患者的教育，预防术后的眼部外伤；屈光手术医生要合理地掌握角膜上皮植入的手术刮除时机；及时及轻柔准确地复位移位的角膜瓣同样可取得满意的术后效果，进一步改善视觉质量。即使术后远期也要强调眼部外伤等风险的防范。

（张丰菊　李　玉）

第五节　LASEK 术后角膜上皮外伤

【典型病例：LASEK 术后外伤性角膜上皮剥脱】

1. 基本情况　患者女性，33 岁。

主诉：双眼 LASEK 术后 14 天，左眼外伤 3 天视物模糊、视力不佳。

现病史：患者于两周前行双眼 LASEK 手术，术前双眼中度近视，手术顺利，术后配戴角膜绷带镜及常规用药。术后 1 周复查角膜上皮愈合好，视力双眼 1.0；眼压，右眼 11mmHg，左眼 12mmHg。常规术后糖皮质激素滴眼液、玻璃酸钠滴眼液、更昔洛韦眼用凝胶。嘱咐 1 个月复诊。

患者术后 14 天，左眼不慎被他人手碰伤，立即出现严重怕光、流泪、不能睁眼。当地就诊发现左眼角膜上皮大片缺损，给予抗生素眼药膏包眼治疗。3 天后仍然感视物模糊、视力不良，夜间眩光严重，查裸眼视力右眼 1.0，左眼 0.4，来我院就诊。

2. 眼科检查　裸眼视力：OD1.0，OS0.4。裂隙灯下可见左眼角膜中央上皮缺损，直径约 4mm（图 6-5-1），其余眼前节（－）。右眼检查未见异常。非接触式眼压计测量眼压：OD11mmHg，OD12mmHg。

3. 临床诊断　①左眼外伤（角膜上皮缺损），②双眼 LASEK 术后。

4. 诊疗经过

（1）处理：局部给妥布霉素地塞米松滴眼液每日 4 次，玻璃酸钠滴眼液每日 4 次，小牛血去蛋白提取物眼用凝胶每晚 1 次。注意眼压。2～3 周摘绷带镜。避免紫外光。

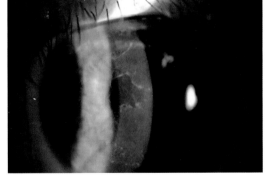

图 6-5-1　治疗前裂隙灯检查
可见左眼角膜中央上皮缺损，直径约 4mm。

（2）随访

第一次复查：治疗后 3 天，裸眼视力，OD1.2，OS0.6；眼压 OD12mmHg，OS13mmHg；裂隙灯下可见左眼角膜中央上皮不缺损，局部上皮嵴、混浊（图 6-5-2）。继续用药妥布霉素地塞米松滴眼液每日 4 次，7 天后停用，玻璃酸钠滴眼液每日 4 次，小牛血去蛋白提取物眼用凝胶每晚 1 次。注意眼压。继续配戴绷带镜。

第二次复查：治疗后 10 天，裸眼视力，OD1.2，OS0.8；眼压，OD14mmHg，OS13mmHg；左眼角膜中央无上皮缺损，局部小面积混浊（图 6-5-3），摘绷带镜。0.1% 氟米龙滴眼液每日 4 次，1 个月，玻璃酸钠滴眼液每日 4 次，更昔洛韦眼用凝胶每晚 1 次。

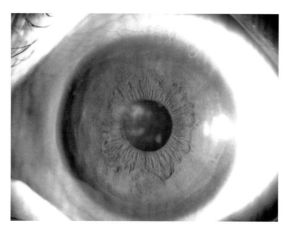

图 6-5-2 左眼治疗后 3 天裂隙灯检查
可见左眼角膜中央上皮不缺损,局部上皮嵴、混浊。

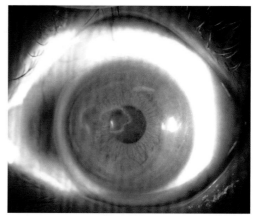

图 6-5-3 左眼治疗后 10 天裂隙灯检查
可见左眼角膜中央无上皮缺损,局部混浊较前面积减小。

第三次复查:术后 1 个月,裸眼视力,OD1.2,OS1.0,视物虚影;眼压,OD14mmHg,OS14mmHg;双眼 0.1% 氟米龙滴眼液每日 3 次,1 个月;玻璃酸钠滴眼液每日 4 次,更昔洛韦眼用凝胶每晚 1 次。左眼角膜中央无上皮缺损,局部小混浊痕迹(图 6-5-4)。

第四次复查:术后 2 个月,裸眼视力,OD1.2,OS1.0,视物无重影;眼压 OD12mmHg,OS13mmHg;左眼角膜中央无上皮缺损,局部小混浊痕迹。0.1% 氟米龙滴眼液每日 4 次,2 周后改为每日 2 次,一周后改为每日 1 次,停用;玻璃酸钠滴眼液每日 4 次。

第五次复查:术后 3 个月,裸眼视力,OD1.2,OS1.2;眼压,OD11mmHg,OS10mmHg;左眼角膜透明,haze 0 级(图 6-5-5)。玻璃酸钠滴眼液眼干时应用。

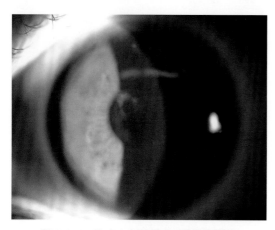

图 6-5-4 治疗 1 个月复查,裂隙灯检查
可见左眼角膜中央无上皮缺损,局部小混浊痕迹。

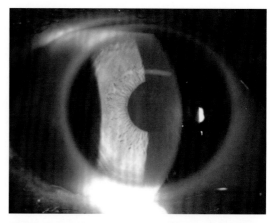

图 6-5-5 治疗 3 个月复查,裂隙灯下可见左眼角膜透明,haze 0 级

【经验分享】
LASEK 术后早期阶段可以见到少数病例术后因为工作时间长眼干、桑拿、外伤导致角膜上皮剥脱,这可能与酒精局部刺激作用,上皮黏附性差有关。患者会出现突然的畏光、流

泪、眼痛、视物模糊，需要立即处理。首选，预防感染是第一位，抗生素眼药水应用频次可以较常规多一些；同时，局部促进角膜修复药物、人工泪液；绷带镜建议配戴时间延长几天，以利于上皮与基底膜的紧密黏着。表层手术后糖皮质激素通常使用 3 个月，并逐渐递减，另外出避免紫外光也非常重要；最后值得注意的是用药过程中要实时观测眼压。

（李　莹）

参考文献

[1] Campos M, Lee M, McDonnell PJ. Ocular integrity after refractive surgery: effects of photorefractive keratectomy, phototherapeutic keratectomy, and radial keratotomy[J]. Ophthalmic Surg, 1992, 23: 598-602.

[2] Burnstein Y, Klapper D, Hersh PS. Experimental globe rupture after excimer laser photorefractive keratectomy[J]. Arch Ophthalmol, 1995, 113: 1056-1059.

[3] Kim JY, Kim MJ, Kim TI, et al. A femtosecond laser creates a stronger flap than a mechanical microkeratome[J]. Invest Ophthalmol Vis Sci, 2006, 47: 599-604.

[4] Galvis V, Tello A, Ortiz AI, et al. Traumatic corneal flap avulsion and loss 13 years after LASIK[J]. Saudi J Ophthalmol, 2019, 33: 172-176.

[5] Sinha R, Shekhar H, Tinwala S, et al. Late post-traumatic flap dislocation and macrostriae after laser in situ keratomileusis[J]. Oman J Ophthalmol, 2014, 7: 25-27.

[6] Pereira Cda R, Narvaez J, King JA, Seery LS, Gimbel HV. Late-onset traumatic dislocation with central tissue loss of laser in situ keratomileusis flap[J]. Cornea, 2006, 25: 1107-1110.

[7] Thomas KE, Tanzer DJ. Visual acuity recovery after late traumatic femtosecond laser in situ keratomileusis flap loss[J]. J Cataract Refract Surg. 2009, 35: 1134-1137.

[8] Xiao J, Jiang C, Zhang M, et al. When case report became case series: 45 cases of late traumatic flap complications after laser-assisted in situ keratomileusis and review of Chinese literature[J]. Br J Ophthalmol. 2014, 98: 1282-1286.

[9] Prat D, Berger Y, Avni-Zauberman N, Matani A, et al. Epithelial ingrowth after late traumatic femtosecond laser-assisted laser in situ keratomileusis flap dislocation[J]. J Cataract Refract Surg. 2019, 45: 1830-1832.

[10] Seth W. Meskin, John A. Seedor, David C. Ritterband.Removal of Epithelial Ingrowth via Central Perforating Wound Tract 6 Years Post LASIK[J]. Eye & Contact Lens, 2012, 38: 266-267.

[11] Bushley DM, Holzinger KA, Winkle RK, et al. Lamellar interface fluid accumulation following traumatic corneal perforation and laser in situ keratomileusis[J]. J Cataract Refract Surg. 2005, 31: 1249-1251.

[12] Karp CL, Tuli SS, Yoo SH, et al. Infectious keratitis after LASIK[J]. Ophthalmology. 2003, 110: 503-510.

[13] Li M, Yang D, Chen Y, et al. Late-onset diffuse lamellar keratitis 4 years after femtosecond laser-assisted small incision lenticule extraction: a case report[J]. BMC Ophthalmol. 2017, 17: 244.

[14] Kostin O, Rebrikov S, Ovchinnikov A, et al. Outcome of a Severe Blunt Trauma after SMILE (Small Incision Lenticule Extraction)[J]. Klin Monbl Augenheilkd. 2017, 234: 123-124.

索　引

索　引

后　序

　　本书付梓之际我感触颇多，记得许多年前，国内多位角膜屈光手术专家与我就有意要编写一本有关角膜屈光手术并发症的专著，以帮助更多的医生在并发症出现时，能够给予患者及时有效的救治。

　　近年来，随着角膜屈光手术设备越来越先进，我国角膜屈光的手术量和需求量越来越大，患者对医生的期望值也越来越高。虽然手术本身只需要几分钟，但是围手术期处理决定着患者术后视觉和生活质量，而一旦出现手术并发症，如果不能及时诊断处理，可能会给患者的视力带来不可挽回的影响。

　　以李莹教授、高华教授为主编的编写团队，通过一个个真实的病例、一幅幅典型图片，展示术后常见角膜并发症，通过这些典型的病例给予角膜屈光医生以警示，分享诊治经验，希望无论初学者，还是有经验的医务人员在今后的工作中都会本着高度的责任心，严格规范手术操作，遵守相关共识与指南，做到防微杜渐，最大限度地避免并发症的发生。

孙旭光

2023 年 8 月于北京